Else Müller · Silberstaub der Sterne

Else Müller

Silberstaub der Sterne

Märchen zum Entspannen und Träumen

Mit Illustrationen von Alice Meister

Kösel

ISBN 3-466-30528-4

Druck und Bindung: Kösel, Kempten (www.KoeselBuch.de)
Umschlag und Umschlagmotiv: Alice Meister, Frankfurt

1 2 3 4 5 · 04 03 02 01 00

Gedruckt auf umweltfreundlich hergestelltem Werkdruckpapier (säurefrei und chlorfrei gebleicht)

Silberstaub der Sterne
ist allen Kindern gewidmet,
die Freude an poetischen Märchen
und märchenhaften Geschichten haben.
Ich widme es auch meinem ersten Enkel
Phillip Andrew.

Inhalt

Vorwort

Es war einmal, so fangen nicht nur Märchen an.

Es war einmal eine Zeit, in der gab es viele Glückskinder. Das sind Kinder, die eine reiche, farbige Phantasie haben und des Nachts die schönsten Träume träumen. Zu dieser Zeit gab es keine elektronischen Sandmännchen oder Märchen auf Kassetten. Eltern, Großeltern oder andere liebevoll zugeneigte Menschen saßen am Bett des Kindes und erzählten Märchen oder lasen Geschichten vor. Diese entspannenden, schlaf- und traumfördernden Rituale sind eine wunderbare Vorbereitung auf eine gute Nacht und angenehme Träume. Diese heilsamen Rituale sind für das Kind Schutz- und Schonraum, in dem es sich sicher, geborgen, geschützt und gewärmt fühlt. Stress und Hektik des Alltags verlieren in dieser Zeit an Bedeutung. Solche Erfahrungen wird ein Kind nie vergessen. Sie werden zu Bausteinen eines stabilen, tragbaren Lebensgebäudes.

Die Phantasie ist das einzige Paradies, aus dem wir nie vertrieben werden.

Einleitung

Die Märchen und Gute-Nacht-Geschichten in *Silberstaub der Sterne* richten sich vor allem an jüngere Kinder, die schon eine Weile konzentriert zuhören können. Sie sind bewusst kurz gefasst, um die Konzentrationsfähigkeit kleinerer Kinder nicht zu überfordern. Der Inhalt ist märchenhaft-phantastisch, die Sprache poetisch-märchenhaft. Sie unterscheidet sich wie jede Märchensprache von der Alltagssprache und erscheint, heute mehr denn je, manchen Kindern zu Beginn vielleicht ungewohnt. Doch die Poesie der Märchensprache hat noch jedes Kind in seinen Bann gezogen.

Die Handlung ist unspektakulär, der Spannungsbogen nicht hoch und wird am Ende, Voraussetzung einer jeden Gute-Nacht-Geschichte, wieder aufgelöst. Für manches medienerfahrene, durch starke Bildreize beeinflusste Kind sind die eher stillen Märchen und Geschichten nicht selten gewöhnungsbedürftig. Doch gerade diese Märchen sind ein therapeutisches Gegengewicht zu den spannungsvollen Medienreizen und -geschichten. Sie sind Inseln zum Entspannen und Erholen.

Die meisten Märchen in *Silberstaub der Sterne* haben einen realen Inhalt, es geschehen dem Kind vertraute Dinge. Es gibt aber auch Geschichten mit eher surrealen, märchenhaft-phantastischen Begebenheiten. Da geschehen phantastische Dinge bei Tag und in der Nacht, Sonne, Mond und Sterne sind phantasievolle Mitspieler oder Hauptdarsteller. Auch die vier Jahreszeiten in ihrer Unverwechselbarkeit und Schönheit sind oft Thema der Märchen. Die Natur, in ihrer Einzigartigkeit und Zerbrechlichkeit, weckt im Kind Sensibilität und (Mit-)Verantwortlichkeit für ihr weiteres Bestehen.

Kleine und große Tiere berühren durch ihre emotionale Unwiderstehlichkeit. Das große Tier ist nicht zwingend das Schlaueste oder gar Mächtigste, immer aber bewahrt jedes Tier seinen Stolz und seine Würde. Manches Mal tummeln sich auch Fabelwesen, welche sich die Kinder – dank ihrer reichen Phantasie – mühelos vorstellen können.

Silberstaub der Sterne lädt Kinder ein, die Schönheit und Kraft von Farben mit mehr als nur dem Auge zu sehen und zu genießen oder gar Klängen und zarter Musik in ihrer Phantasie zu lauschen.

Ein wesentliches pädagogisches Anliegen des Buches ist es, die Bedeutung der Phantasie aufzuzeigen. In gefährlichen, manchmal scheinbar ausweglosen Situationen wird in den Märchen stets die Phantasie zur Hilfe genommen, der auch immer eine phantastische Lösung einfällt. An diese einzigartige Kraft der Phantasie, an das Vertrauen in die eigene Kraft und Stärke, daran wollen die Märchen appellieren. Die Phantasie ist ein unerschöpflicher Schatz eines jeden Menschen-Kindes.

An *alle* Märchen im *Silberstaub der Sterne* sind therapeutische Formeln und Affirmationen des *Autogenen Trainings* angefügt. Die bewährten Formeln der Entspannung, Ruhe und Wärme sowie die Affirmationen *Glückskind* oder »geborgen, geschützt, gewärmt« werden am Ende eines Märchens vorgelesen. Sie können aber auch mit einiger Übung vom Kind *autosuggestiv* eingeübt und bei Bedarf eingesetzt und angewandt werden. Unabhängig vom Märchen können die Formeln bei Tag oder in der Nacht geübt und eingesetzt werden. Schulkinder können diese *autosuggestiven* Formeln in vielen Situationen, zum Beispiel vor Klassenarbeiten oder Prüfungen, einsetzen und erproben. Der Abbau von Stress und auch Ängsten senkt den Tonus, dies führt zu einer (messbaren) Entlastung des gesamten Organismus. Die Märchen in *Silberstaub der Sterne* sind daher mehr als gute Unterhaltung.

Alpträume oder eine Gute Nacht

Stress und Hektik unserer Zeit machen nicht vor Kindern halt. Auch jüngere Kinder bleiben davon nicht verschont. Die vielschichtigen Folgen sind kaum zu übersehen. Eine gute Nacht ist für viele Kinder nicht mehr selbstverständlich. Ein- und Durchschlafstörungen plagen Kinder und Eltern. Das Verschreiben von Beruhigungs- und Schlafmitteln, selbst für jüngste Kinder, ist keine Ausnahmeerscheinung. Ein besonders starker Stressor ist das Fernsehen. Tägliches Fernsehen bis in die Abendstunden ist ein Hindernis für eine gute Nacht, eine Nacht ohne Alpträume.

Michael Schrede beschreibt die Häufigkeit kindlicher Alpträume in *Psychologie heute* (März 1999). Seine Untersuchungen zeigen den negativen Einfluss des Fernsehens auf die Qualität des kindlichen Schlafes. Die Tiefschlafphasen, die wichtigsten Regenerationsphasen, sind seltener, kürzer und flacher. Somit ist eine ausreichende Regeneration im körperlichen und geistig-seelischen Bereich nicht mehr gewährleistet. Der Inhalt der Fernsehsendungen spielt für ihn dabei weniger eine Rolle als die häufigen Bildschnitte und Bildsequenzen, die zu einer Überfülle an Informationen und Sinnesreizen führen, die in den meisten Fällen unverarbeitet, und damit unaufgelöst, zu einer erheblichen physisch-psychischen Belastung werden. Die Untersuchungen zeigen weiter, dass fast jedes Kind mindestens einmal in der Nacht unter Alpträumen leidet. Diese Träume belasten das Kind – ihm meist nicht bewusst – auch am Tage. Die hohe Spannung, ein erhöhter Tonus, verbleibt im Organismus des Kindes. Und täglich kommt neuer »Medienmüll« dazu. Kinder brauchen daher unsere Hilfe, eine Hilfe zur Selbsthilfe.

Möglichkeiten und Ziele der Märchen

Die Märchen in *Silberstaub der Sterne* bieten:

- anregende und entspannende Unterhaltung
- phantasievolle und phantasieanregende Sprache
- sinnlich-emotionale Wort-Bilder, die die eigene Phantasie, aber auch Gefühle und Gemütsbewegungen aktivieren
- neue Erlebnisräume für Sinne und Gefühle
- Stärkung der Konzentration (durch Fokussierung auf die Wort-Bilder)
- Bereicherung des eigenen Wortschatzes und Sprachverhaltens
- Integration der Wort-Bilder des Märchens in die eigene innere Bilderwelt, wo sie wie in einem Kaleidoskop zu ständig neuen, autonomen Inszenierungen gestaltet werden
- Abbau von Affekten und Ängsten
- Anregung des inneren Bilderflusses mit karthartischer, reinigender Wirkung
- Identifikation mit »starken« Märchenfiguren
- Identifikation mit dem »Glückskind« (Seite 24ff.)
- Stärkung des Immunsystems, der Abwehr- und Selbstheilungskräfte durch die therapeutischen Impulse und Formeln des Autogenen Trainings:
  Du bist ruhig und entspannt *(Ich bin ruhig und entspannt)*
  Wohlig warm ist dir *(Mir ist wohlig warm)*
  Du fühlst dich wohl *(Ich fühl mich wohl)*
  Du bist geborgen, geschützt, gewärmt *(Ich bin geborgen, geschützt, gewärmt)*
  Du bist ein Glückskind und träumst die schönsten Träume *(Ich bin ein Glückskind und träume die schönsten Träume).*

Brauchen Kinder Märchen?

Märchen erfreuten Menschen zu allen Zeiten, sie gehören zum ältesten Kulturgut der Menschheit. Jedes Volk hat seine eigenen unverwechselbaren Mythen und Märchen. In ihnen verbirgt sich großes Wissen, Kenntnis um die menschliche Seele, von deren Verstrickungen, Verwirrungen und Irrungen, von den Sorgen und Nöten der Menschen und der Liebe, vom Licht und Schatten des Lebens. Menschliche Probleme, Grundmuster, ähneln sich, überdauern die Zeiten.

Märchen sind ein Spiegel menschlicher Existenz. Sie sind auch Zeitzeugen. In allen Märchen findet sich der Wunsch nach Befriedigung menschlicher Grundbedürfnisse wie Geborgenheit, Vertrauen, Sicherheit, Nähe, Wärme und Liebe.

Eine der bekanntesten Märchensammlungen der Welt sind die *Märchen aus 1000 und einer Nacht*, die wunder-vollen Geschichten der Scheherezade.

In frühen Zeiten war ein Märchenerzähler, besonders im Orient, für die Menschen, die meist des Lesens und Schreibens unkundig waren, unverzichtbar. Er war ein guter Menschenkenner, oft auch Berichterstatter verschlüsselter, aktueller politischer Informationen. Seine Rolle ähnelte einem Lebensberater, einem modernen Psychologen nicht unähnlich. Den Zuhörern waren die Symbolik und die Bildersprache der Märchen vertraut. Viele der Märchen boten in ihrer Universalität Alltags- und Lebenshilfe. Die oft listige, auch trickreiche Problem- und Lebensbewältigung der Märchenfiguren boten und bieten noch heute vielseitige Identifikationsmöglichkeiten.

Volksmärchen wurden meist mündlich überliefert. Sie waren durch die Zeit, durch sozio-kulturelle Einflüsse, durch Politik, Religion und Philosophie beeinflusst und geprägt.

Die bedeutendste deutsche Märchensammlung sind die Volks- und Hausmärchen der Gebrüder Grimm. Sie waren die ersten, die im 19. Jahrhundert deutsche Volksmärchen systematisch sammelten und aufschrieben, die bis dahin nur mündlich überliefert wurden. Als Sammler waren sie oft auch Neuerer vieler der Märchen. Sie glätteten die häufig recht derbe Sprache, entschärften auch Eros und Sinnlichkeit. Sie passten viele Märchen den Normen und Wertvorstellungen der Zeit der Romantik, ihrer Zeit, an. Manches ging an Ursprünglichem damit verloren, was jedoch den Wert ihrer Arbeit nicht mindert. Ohne ihre unermüdliche Suche und Sammlung wäre die Welt der Kinder, aber auch die der Erwachsenen, um vieles ärmer.

Mehr als ein Dutzend Wissenschaftsdisziplinen haben sich der Analyse und Deutung der grimmschen Märchen gewidmet. Die Grausamkeit mancher Märchen, die Festschreibung sozialer Ungleichheit und Ungerechtigkeit wurde von der Studentengeneration der 70er-Jahre des 20. Jahrhunderts beklagt und die Märchen wurden als pädagogisch-erzieherisches Mittel abgelehnt, der Mangel emanzipatorischen Anspruches kritisiert. In der Tat sind in vielen Volksmärchen soziale Strukturen, vor allem Hierarchien festgeschrieben und ihre Aufhebung oder die Infragestellung der Geschlechterrollen ist kaum Thema. Die Macht gehört den Herrschenden, unten und oben ist klar definiert. Aber die Märchen fanden eine glänzende Rehabilitation durch Bruno Bettelheim. *Kinder brauchen Märchen*, dieses auflagenstarke und noch immer lesenswerte Buch, trug wesentlich dazu bei, die Bedeutung und den Wert der Märchen für die kindliche Entwicklung neu zu überdenken. Als Analytiker, Therapeut und Pädagoge betont er überzeugend die Unverzichtbarkeit von Märchen.

Märchen sind Projektionsflächen für kindliche Wünsche, Ängste, Phantasien und Träume. Omnipotenz-(Allmachts-)Phantasien und Aggressionen dienen der kindlichen Abwehr von Enttäuschung und Ohnmachtsgefühlen. Ambivalente Gefühle, wie Liebe und Hass den eigenen Eltern gegenüber, können im Märchen durch die Identifikation mit guten und bösen Märchenfiguren ohne Schuldgefühle ausagiert werden. Affekte, Aggressionen und andere Emotionen werden über die so genannten bösen Märchenfiguren abreagiert. Das Elternimago wird auf Hexen, Zauberer, Feen, Herrscher, Stiefmütter und -väter übertragen und in ihrer Bedrohlich- und Gefährlichkeit entschärft. »Böse« Märchenfiguren darf ein Kind ungestraft hassen, ihnen sogar den Tod wünschen. Das in der Phantasie mögliche Ausleben von Omnipotenzwünschen relativiert die Ohnmachtsgefühle gegenüber der (hierarchischen) elterlichen Macht. In der Phantasie und in seinen Tagträumen kann das Kind aggressive Wünsche und Omnipotenzphantasien nach eigenen Vorstellungen inszenieren. Hier führt das Kind selbst Regie, ohne Angst vor Bestrafung.

Märchen bieten oft auch trickreiche und listige Problemlösungsstrategien an, die vielleicht für spätere Lebensphasen des Kindes wichtig sein können. Die Identifikation mit den Märchenfiguren erlaubt dem Kind, in der Phantasie mitzuhandeln und mitzugestalten. Es wird eingeladen, manches Märchen und manche Geschichte weiterzuspinnen und sich auch ein eigenes Ende zu träumen. Damit wird es zum mithandelnden und mitfühlenden Subjekt, ein wesentlicher Aspekt von Autonomie und Selbstbestimmung.

Kinder inszenieren die Märchen aber nicht nur nach ihren bewussten, realen Wünschen. Die unbewusste Ebene, ihre innerliche Befindlichkeit, spielt eine ebenso große Rolle. Je nach Entwicklungsstufe und innerer Befindlichkeit reagiert ein Kind auf das gleiche Märchen unterschiedlich. Deshalb erfahren die Märchen auch immer wieder neue Variationen. Wie in einem bunten Kaleidoskop entstehen jeweils neue, bunte (Märchen-)Bilder, die von Gefühlen und sinnlichen Wahrnehmungen begleitet werden. Märchen werden deshalb nie langweilig.

Das Eintauchen in die Welt der Märchen, in die unerschöpfliche Welt der Phantasie, rückt den Alltag aus dem Mittelpunkt eines oft bedrängenden Geschehens an den Rand des Bewusstseins. Somit gehören Märchen auch zu den ältesten und schönsten Entspannungsmethoden. Und für Kinder sind es Sternstunden einer glücklichen Kindheit, Märchen erzählt oder vorgelesen zu bekommen.

Der Zauber, der in ihnen liegt und die eigene, poetische Phantasie erblühen lässt, ist durch nichts zu ersetzen. Kinder brauchen daher Märchen – auch noch im nächsten Jahrhundert.

Über die Bedeutung der Phantasie

Phantasie ist die einzigartige Fähigkeit des Menschen, innere Bilder, die von Gefühlen und Gemütsbewegungen begleitet sind, zu erfinden und zu gestalten. Etymologisch bedeutet Phantasie: »Vorstellung(svermögen), Einbildung(skraft), Erfindungsgabe, Einfallsreichtum, Trugbild«.

Phantasie ist also eine Fähigkeit, aus Sinneseindrücken, Bewusstseins- und Erlebnisinhalten neuartige Vorstellungsbilder zu kreieren. Sie besteht aus Elementen der Wirklichkeit, die neu gemischt werden, aber auch aus Fiktion, also Erfundenem und Vorgestelltem. Phantasie entsteht zunächst im Kopf, daher spricht man auch von Kopf-Bildern. Diese werden mit sinnlich-emotionalen Anteilen zu einem ganzheitlichen Geschehen verbunden.

Phantasie überschreitet auch die Grenzen der Wirklichkeit, sie ist die andere Seite der Wirklichkeit. Die Kraft und auch Macht der Phantasie lösen bei manchen Menschen Abwehr und Ängste aus. Dahinter verbirgt sich die Furcht, die Kontrolle über sich selbst zu verlieren. Viele Menschen versuchen daher, die wilde Anarchie der inneren Bilder mit den Mitteln der Vernunft zu bezwingen.

Physiologisch ist die Fähigkeit zu Phantasie und Gefühlen in der rechten Gehirnsphäre angesiedelt, Intellekt und Ratio, ihre Gegenspieler, in der linken. »Kopflastigkeit« ist ein Zeichen unserer Zeit, meist beklagt mit dem Verlust an Sinnlichkeit und Emotionalität. Die linke Gehirnhälfte wird heute eher über-, die rechte unterfordert. Balance und Ausgewogenheit ist erstrebenswertes Ziel. Denn ohne Phantasie gäbe es keine menschliche (Fort-)Entwicklung. Wissenschaft und Technik ist ohne sie nicht denkbar. Vor jeder materiellen

Manifestation steht ein Gedanke, die Phantasie, Imagination, Vision oder Utopie.

Im Leben eines Menschen ist die Phantasie (über)lebenswichtig. Keine private oder berufliche Situation lässt sich ohne Phantasie bewältigen oder ändern. Und was wäre Eros ohne Phantasie?

Für die psychische Entwicklung eines Kindes wird die Bedeutung der Phantasie oft unterschätzt. Besonders in der so genannten magischen Phase, etwa bis zum 7. Lebensjahr, ist sie wichtiger Baustein der Entwicklung. In dieser Phase lebt das Kind häufig in (s)einer phantastisch-magischen Welt. Phantastisch im Sinne des Magisch-Wunderbaren. Manchmal auch zum Schrecken der Erwachsenen, Eltern oder Lehrer, die meist schon lange aus dieser wunder-vollen Welt vertrieben sind, ist das Kind in dieser Zeit Grenzgänger. Es jongliert auf dem dünnen Seil zwischen Realität und Imagination. Ein emotional gesättigtes Kind, sicher und geborgen in der elterlichen Nestwärme, wird nicht abstürzen. Dieses Netz echter Liebe bietet höchste Sicherheit. Bei größeren Defiziten kann die Phantasie dem Kind zur Fluchtburg werden. Wut, Schmerz oder die Banalität des gewöhnlichen Alltags werden häufig mit Tagträumen, auch gewalttätigen Phantasien, kompensiert. Leider aber ist die magische Phase heute für viele Kinder nicht mehr selbstverständlich, ja sie fällt oft aus dem Entwicklungsprozess heraus. Poesie und Phantasie nisten in Nischen einer Welt, in der Technik, elektronischer Medienzauber dominieren. Die eigene, kindlich-bunte Kinderwelt droht zu veröden. Zu viele Außenbilder und -reize überfluten das Kind, seine Innen-Bilder mit ihren »bewegenden« Gefühlen, der innere Bilderfluss mit seiner reinigenden Wirkung droht zu versiegen.

»Weiße Flecke zwischen den Worten«, dieser kreative Raum, der beim Lesen und Vorlesen entsteht, wird heute durch Medienbilder gefüllt. Film und Fernsehen visualisieren die (eigene) Phantasie. Dies ist Anregung und (Zer)Störung zugleich. Die Macht der Medien mit all ihren identitätsbildenden und bewusstseinsprägenden Bildern beraubt junge und ältere Menschen um wesentliche Anteile eigener kreativer, schöpferischer Kraft.

In der Einwegkommunikation mit dem elektronischen Medium Fernsehen ist das Kind einem passiven Konsum ausgeliefert. Eine hohe physisch-psychische Spannung (Tonus), durch unzählige Bild- und Informationsreize erzeugt, bleibt weitgehend unaufgelöst und wird täglich neu aufgefüllt. Diese Spannung ist auch einer der vielen Gründe kindlicher Schlaf- und anderer psycho-somatischer Störungen. Die Reduzierung der inneren poetischen Bilderwelt bedeutet auch eine Reduzierung sinnlich-emotionaler Empfindungsmöglichkeiten, einen Verlust an Empathie, Mit-Gefühl, Mit-Menschlichkeit, letztendlich an Liebe.

Diese veränderte Befindlichkeit schafft eine innere Leere, ein Vakuum, das gefüllt werden will, oft mit wenig zuträglichen Mitteln. Langeweile kann zum Nährboden von Gewaltbereitschaft oder anderen Kompensationsformen werden. Die immer steigende Zahl gewalttätiger Kinder und Jugendlicher sind Zeichen eines Mangels an geistig-seelischer Nahrung sowie Ausdruck von Stress und Hektik, Hoffnungs- und Perspektivelosigkeit. Es fehlen Inseln der Ruhe. Phantasie, Poesie und Märchen sind solche Orte, kostenlos und jederzeit aufsuchbar.

»Das Glück der Phantasie haben nicht viele Kinder«, schrieb vor Jahren Marie-Luise Kaschnitz, Schriftstellerin und Poetin, vielleicht schon in Vorausschau des kommenden Medien-Zeitalters. *Silberstaub der Sterne* lädt dazu ein, der Phantasie wieder breiteren Raum zu gewähren.

Der meditative Aspekt der Märchen

Bekommen wir ein Märchen erzählt oder vorgelesen, fühlen wir uns dabei meist äußerst wohl, vergessen Zeit und Raum und gleiten vielleicht sogar in einen erholsamen Schlaf. Wir sind in einer anderen Welt, einer Welt voll Ruhe und Stille. Die bunten Wort-Bilder der Märchen helfen, die äußere, oft laute Welt auszuschalten. Belastungen, Stress und Hektik rücken in den Hintergrund, verlieren ihren Schrecken.

Doch auch im normalen Alltag erleben Menschen in bestimmten Situationen eine tiefe Ruhe, das Gefühl nachdenklicher Stille, sinnender Betrachtung oder Versenkung. Meist geschieht dies eher zufällig und ist nicht systematisch eingeübt. Im Urlaub zum Beispiel, beim Betrachten des Meeres, des Spieles der Wellen oder der Wolken am Himmel, geraten sie zwanglos, ohne Absicht und Mühe, in einen Zustand tiefer Ruhe. Beim Hören schöner Musik, beim Lesen eines spannenden Buches, fühlen wir uns losgelöst vom Alltag, von allem Äußeren, dem Inneren zugewandt. Es ist ein meditativer, ein anderer Bewusstseinszustand. Dieses abgesenkte, auch erweiterte Bewusstsein, das Hypnoid, nennen wir Meditation. Meditation ist die Kunst des Absichtslosen, sie lässt sich nicht mit dem Willen erreichen. Wille ist Spannung, verhindert das Loslassen und Geschehenlassen. Diese konzentrative Stille oder Meditation geschieht ohne Zwang oder Absicht, nie mit dem Willen oder Wollen.

Meditation können wir beschreiben mit: Nicht-Denken – Nicht-Wollen – Nicht-Tun. Es ist ein Zustand großer umfassender Ruhe, meist mit einem Gefühl des Wohlbehagens verbunden. Dieses Wohlgefühl geht oft einher mit einem angenehmen Wärmegefühl.

Das kindliche, zweckfreie Spiel ist eine Form reiner Meditation. Das Kind, selbstversunken und selbstvergessen in seinem Spiel, befindet sich in der Regel in einem physisch-psychisch entspannten Zustand, wie in einer Meditation. Es ist mit all seinen Sinnen und seinem ganzen Sein im Spiel versunken. Sein Tun ist konzentriert, es gilt kein Gestern, kein Morgen, nur das Hier und Jetzt.

Beim Hören eines Märchens aus *Silberstaub der Sterne* sinkt das Kind lustvoll-spielerisch in einen Zustand tiefer Ruhe. Auch der Vorlesende erlebt ein Gefühl angenehmer Ruhe und Entspannung. Zusammen mit dem Kind genießt auch er den Zauber der Phantasie und die Poesie des Märchens.

Die therapeutischen Impulse und Formeln des Autogenen Trainings sind in diesem Buch nicht in den Verlauf der Märchen eingebunden, sondern unabhängig an das Ende eines Märchens angefügt. Die Ruheformeln und Affirmationen aus dem Autogenen Training haben eine positive, verstärkende therapeutische Wirkung. Diese auto-suggestiven Formeln oder Affirmationen können vom Kind mit einiger Übung auch im Alltag, unabhängig vom Märchen, eingesetzt werden. In der Schule, vor einer Arbeit oder Prüfung sind diese Auto-Suggestionen eine große Hilfe und Entlastung.

Die Ruhe und umfassende Entlastung, der Abbau von Unruhe und Stress, wirken im Alltag wie ein Stein, den man ins Wasser wirft: Er zieht große Kreise. Die Ruhe zieht ihre Kreise und wirkt auch auf das kindliche Umfeld ein.

Was ist ein Glückskind?

»Ein Glückskind ist ein Kind, das eine reiche, farbige Phantasie hat und des Nachts die schönsten Träume träumt.« Der Begriff »Glückskind« ist in meiner therapeutischen Arbeit ein wichtiger Ansatz.

Nicht viele Kinder bezeichnen sich spontan als ein Glückskind. Ihre reale Lebenssituation und Lebenserfahrung spricht oft dagegen. Vielen Kindern kam es in meinen Kursen überhaupt nicht in den Sinn, sie könnten ein Glückskind sein. Ihr Werte- und Weltbild hat sich eher an nicht erfüllter materieller »Glückserfüllung« orientiert. Dieses »Glück« eines materiellen Reichtums schien ihr einziges Lebensziel zu sein. Doch dies war Spiegelung elterlicher Wunschvorstellung oder der in den Medien vorgegaukelten virtuellen Wirklichkeit.

»Ich bin ein Glückskind«, dieser Ausspruch von Johann Wolfgang von Goethe, vor über 200 Jahren in »Dichtung und Wahrheit«, war sicher nicht nur auf den Wohlstand seiner Eltern gemünzt. Der Begriff Glückskind ist emotional stark besetzt. Auch Erwachsene betrachten ihn, auf sich bezogen, eher skeptisch.

Im pädagogisch-therapeutischen Raum nutzen wir ihn als Affirmation. Eine Affirmation ist ein positiver Vor- und Leitsatz, Ausdruck positiven Denkens, eine Verstärkung und Bejahung. Seine Wirkung und seine therapeutischen Möglichkeiten ähneln dem *formelhaften Vorsatz* aus dem *Autogenen Training,* dieser unbestritten-wirksamen Auto-Suggestions-Methode.

Ein Kind, mit dem Begriff Glückskind immer wieder in meinen therapeutischen Märchen konfrontiert, identifiziert sich mit ihm oder der Hauptfigur, kann ihn sich zu Eigen machen und ihn verinnerlichen. Damit ist ein Gefühl von großer Ruhe, Wohlbehagen und

Zufriedenheit verbunden. Mit der Zeit entwickelt sich eine größere Selbstakzeptanz, und der Begriff Glückskind wird mit den positiven Eigenschaften und Erfahrungen in das Unterbewusstsein versenkt und dort wie ein Code gespeichert. Dort kann er mit einiger Übung jederzeit und überall abgerufen werden und wird seine therapeutische Wirkung, auch in Krisensituationen, entfalten. Sein Erfolg wird »fühlbar«. Durch regelmäßige Wiederholung entwickelt der Begriff eine nicht zu unterschätzende Eigendynamik. Eine der Folgen ist eine größere Autonomie.

Die therapeutische Wirkung basiert auf dem wissenschaftlichen Prinzip der *Ideo-Motorik*, die auch die Grundlage des Autogenen Trainings ist. Ein Wort, eine Formel wird also zur Vorstellung, dann zum Gefühl und führt schließlich zum gewünschten Erfolg. Die wahre Zauberkraft solcher Formeln aber liegt im wachsenden Selbstvertrauen in die eigene wachsende Kraft und Stärke. »Der Glaube versetzt Berge«, diesen Satz, eine der ältesten Affirmationen, kennen wir aus der Bibel.

Das Wirkungsprinzip eines »positiven Denkens« wurde Ende des 18. Jahrhunderts und zu Beginn des 19. Jahrhunderts durch den französischen Arzt Coué bekannt. Der »Couéismus« besteht unter anderem aus der Affirmation: »Mir geht es gut und jeden Tag ein bisschen besser.«

Während Kinder Märchen vorgelesen bekommen, fühlen sie sich ruhig, entspannt und warm. Ist das Märchen zu Ende, schildern sie ein anhaltendes Gefühl von Wohlbehagen und eine fühlbare Steigerung der eigenen Kräfte und Stärke. Diese erholsamen, regenerierenden Ruhephasen ermöglichen dem Kind eine größere Distanz zu persönlichen Problemen, Konflikten und auch Ängsten. Das Kind, aber auch der Erwachsene, gewinnt mehr Raum. Loslassen und Geschehenlassen – als neuer Frei-Raum, der gut tut.

Das bekannte Bild »Das Glas ist halb voll oder halb leer« wird auch Kindern zur Metapher. Es zeigt ihm: Ich kann wählen.

Die Formel bzw. Affirmation »Glückskind« bedeutet also die Stärkung des Selbstvertrauens, eine größere Selbstsicherheit, ein gestärktes Selbstwertgefühl und ein neues Selbst-Bewusst-Sein.

»Ich bin ich und das ganz uneingeschränkt.« Die Märchen in diesem Buch helfen, die Grenzen kindlicher Selbstentfaltung zu erweitern. Die Affirmationen »geschützt, geborgen, gewärmt« ermöglichen eine größere Autonomie im Alltag, innere Unabhängigkeit und Selbstbestimmung.

Zur Lebenshilfe wird dem Kind die Erkenntnis, dass es über einen großen inneren (immateriellen) Schatz verfügt, über den es immer verfügen kann und von dem es so viel nehmen kann, wie es will, er wird nie zu Ende gehen.

Starke Kinder, Kinder mit einem stabilen Selbstwertgefühl, gelassene Kinder – Kinder, die man (los)gelassen hat –, zeigen nicht nur mehr Lebensfreude, sie weisen auch eine höhere Lernmotivation und -bereitschaft sowie eine bessere Konzentrations- und Leistungsfähigkeit auf.

»In der Ruhe liegt die Kraft«, dieser buddhistische Lehrsatz bleibt für diese Kinder keine Abstraktion.

»Ich bin ein *Glückskind*« ist mehr als nur ein Wort.

Märchen und Gute-Nacht-Geschichten

Das fliegende Kind

In einer kleinen Stadt ist der bunte Jahrmarkt zu Ende. Nur ein Bündel Luftballons hängt noch an einem Laternenpfahl. Im Wind schaukeln die bunten Ballons hin und her, hin und her.

Wie dein Atem, auch er schwingt ruhig hin und her, ein und aus.

Ein Glückskind bindet die Ballons los. Es hält sie fest in seinen Händen und läuft damit vergnügt durch die Straßen der kleinen Stadt. Der Wind weht ihm um die Nase.

Plötzlich spürt es, wie es sacht von der Erde abhebt. Es beginnt zu fliegen. Ohne Angst fliegt es hoch und immer höher. Die Ballons hält es fest in seinen Händen. Die Häuser unter ihm werden immer kleiner. Das Kind schwebt über allem, frei und federleicht.

Es fliegt über den Stadtpark. Der kleine Teich dort unten schimmert wie eine Träne. Wie kleine weiße Pünktchen wirken die Enten und Schwäne. Das Kind fliegt weiter, schwebt übers Land, über die Flüsse und Seen. Alles Schwere fällt von ihm ab. Leicht und frei fühlt es sich. Die Brust wird ihm weit. Vor Freude und Vergnügen schreit es so laut, dass die Vögel verwundert blicken. Noch nie haben sie ein fliegendes Kind gesehen.

Ein Vogel mit den allerschönsten Federn fliegt eine Weile ruhig neben dem Kind her. Der Vogel und das Kind sehen sich ohne Scheu an. Bald hat das Kind die vertraute Landschaft verlassen. Hohe, schneebedeckte Berge kommen näher. Mühelos fliegt das Kind über die spitzen Zacken, auf denen ein wenig verrutschter Schnee hängen geblieben ist. Die Tiere des Berges bleiben vor Staunen stehen und beäugen das seltsame Bild. Ein fliegendes Kind mit bunten Luftballons!

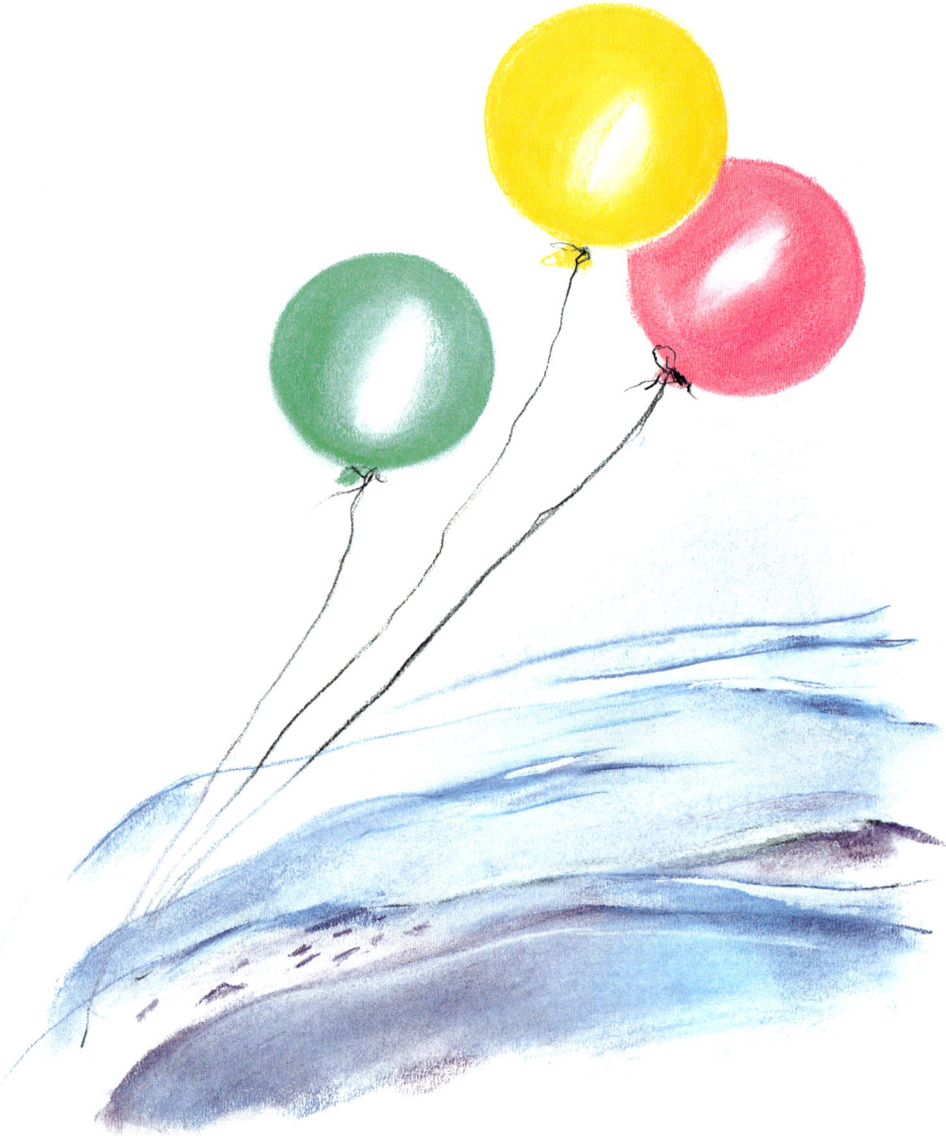

Bald liegen auch die Berge hinter ihm. Von weitem schimmert ein Meer. Das Kind nähert sich dem Meer, das sich blau und glatt in der Mittagssonne rekelt. Es landet sicher auf einer großen Welle. Dort ruht es sich von seiner weiten Reise aus.

Nach einer Weile lässt es sich von den Wellen weiter tragen, bis ins Reich Neptuns. Er ist König in diesem Meer.

Die Fische verdrehen sich fast den Hals, um das auf den Wellen reitende Kind mit den bunten Luftballons zu sehen.

Delphine, diese fröhlichen Gesellen, begleiten das Kind mit munteren Sprüngen.

Ein riesiger Wal pflügt durchs Wasser und hinterlässt aufgewirbeltes Wasser. Das Kind hält sich an den Wellen fest.

Einige Seepferdchen schwimmen in stolzer, aufrechter Haltung dem Kind voraus.

Auf einmal sieht das Kind silberne Fäden im Meer schimmern. Es sind die Leinen eines Muschelwagens, den andere Seepferdchen hinter sich her ziehen. Vielleicht ist es der Wagen der Meereskönigin?

Die Reise des Kindes endet auf einer Insel. Seine abenteuerliche Reise ist nun zu Ende.

Was es dort auf der Insel erlebt? Nun, das ist eine andere Geschichte.

☆ Entspannt bist du und fühlst dich wohl.
Geborgen, beschützt und gewärmt
träumst du die schönsten Träume. ☆

Der Stein und die Schildkröten

Vom größten Berg der Welt ist ein Stein herausgebrochen. Ganz oben, von der Spitze des Berges, der so hoch ist, dass der Blick von dort bis ans andere Ende des Landes geht, hat sich der Stein gelöst. Er fällt herab und rollt weiter, immer weiter. Am blauen Meer kommt er zur Ruhe. *Dort liegt er nun, erschöpft und müde, im weichen, warmen Sand des Strandes.* Der Sand ist weich und warm.

Der Sand hat die Wärme der Sonnenstrahlen gespeichert und auch ihr Licht, das sich funkelnd in den Sandkristallen widerspiegelt.

Als der Tag sich verabschiedet und die Nacht erscheint und mit ihr das Gefunkel der Sterne, beginnt am Strand ein geheimnisvolles Leben. Ein Gekrabbel und leises Huschen vieler winziger Füße ist für feine Ohren zu hören.

Der Stein hat sich von seinem langen Weg vom Berg zum Meer wieder erholt und lauscht dem geheimnisvollen Treiben.

Aus tiefem Sand krabbeln wie von Zauberhand herausgeholt kleine Tiere. Es sind Schildkrötenkinder, gerade aus ihren Eiern geschlüpft. Die Eltern haben die Eier im Sand vergraben, um sie vor Räubern zu schützen. In langen Reihen eilen die kleinen Krabbeltiere dem Meer zu. Sie müssen sich beeilen, denn auf diesem Weg drohen viele Gefahren. Hoch oben in der Luft lauern Vögel auf die kleinen Leckerbissen. Auch Menschen sind auf der Suche nach Schildkröten. Selbst Katzen und Hunde sind Räuber kleiner Schildkröten.

Der Stein fühlt die Angst der kleinen Schildkröten. Wie er ihnen wohl helfen könnte, überlegt er angestrengt. Er rollt von seinem Platz ein wenig weiter, zu einem Stein, der dort im Sand schon ewig liegt.

Sie sprechen über die Angst der kleinen Schildkröten und denken gemeinsam nach, was sie tun könnten.

Bald haben sie eine Idee. Sie rufen alle anderen Steine vom Strand herbei. Dicht liegen sie nun zusammen und hören aufmerksam zu. Sie schlagen an den größten Stein unter ihnen, das schallt weit übers Meer. Sie schlagen, klappern, rasseln und scheppern aus Leibeskräften. Es ist ein wütendes Konzert, laut und unerbittlich. Die Raubvögel erschrecken, mit ihnen Hund und Katz, selbst der Mensch meidet nun diesen Ort. Er scheint Tieren und Menschen nicht ganz geheuer.

Die Steine sind mit ihrem Erfolg zufrieden. Die Schildkröteneltern bedanken sich aufs herzlichste. Mit ihren kleinen Pfoten streichen sie sanft über die Steine, die das sehr genießen.

Die jungen Schildkröten erreichen nun unversehrt das Meer und beginnen ihre große Reise in das Leben.

☆ Entspannt bist du und ruhig.
Dir ist wohlig warm,
du fühlst dich wohl.
Geborgen und geschützt
bist du ein Glückskind
und träumst die schönsten Träume. ☆

Der Glücksstern

Langsam verabschiedet sich der Tag. Müde ist er geworden von all den Pflichten, die er erfüllte.

Der Tag verabschiedet sich von den Menschen, Tieren und Pflanzen, vom Meer, vom Fluss, vom Wald und von den Wiesen. Sogar den Steinen sagt er auf Wiedersehen.

Der helle Tag macht Platz der dunklen Nacht, die nun langsam wie eine schützende Decke die Welt umhüllt.

Sieh mal hinauf zum Himmel. Ganz hoch droben siehst du ein leuchtendes Blau. Wie aus schönster blauer Seide scheint der Himmel fein gewoben.

Ein leuchtender Punkt erscheint im dunklen Blau. Es ist der Abendstern, der als Erster am Himmel leuchtet.

Schau, wie schön er ist, wie zauberhaft sein Licht im Blau dort schimmert.

Ein neuer Stern erscheint im Himmelsblau, immer mehr Sterne leuchten auf. Bald erscheint der Himmel übersät von strahlenden Sternen. Jeder Stern hat seine eigene Form und Farbe. Jeder Stern ist eine eigene Welt, unverwechselbar und einzigartig.

Ein Stern gefällt dir besonders gut. *Es ist dein Stern, dein Glücksstern, der nur dir gehört. Dein Glücksstern, der dich behütet und beschützt.*

Ihm kannst du alles anvertrauen, was dich bedrückt, auch deine Freude kannst du ihm zeigen. Er gibt dir Kraft. Vertraue dieser Kraft, deiner Kraft und Stärke, sie wird dich nicht verlassen.

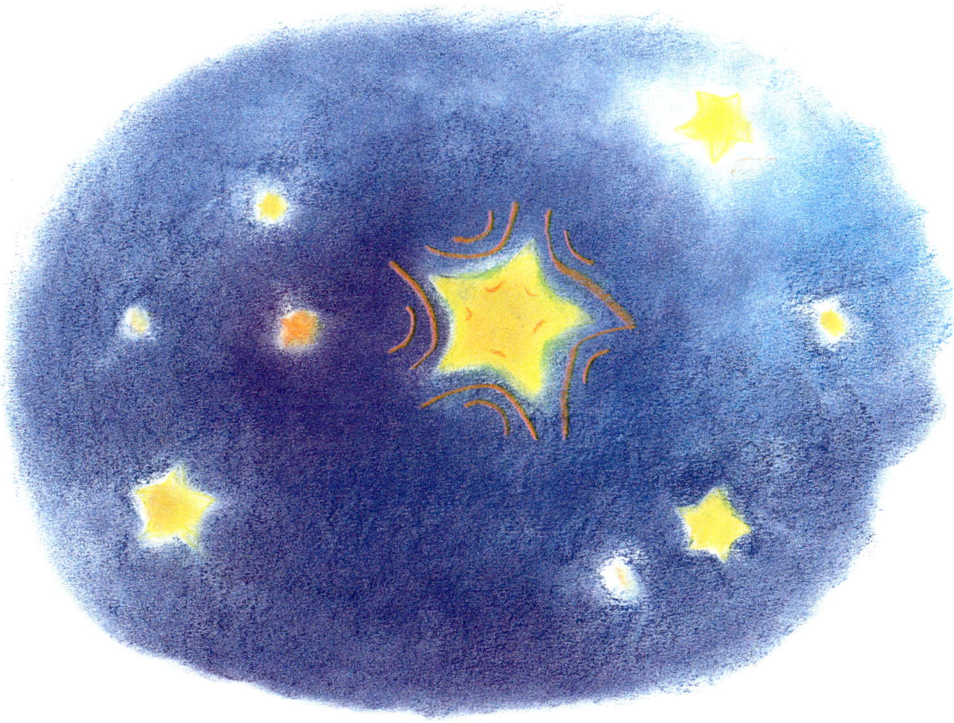

☆ Du bist ruhig und entspannt.
Wohlig warm ist dir.
Du fühlst dich wohl.
Du bist geborgen, geschützt, gewärmt.
Du bist ein Glücksstern
und träumst die schönsten Träume. ☆

Das Wettschwimmen

Im Schilf eines Teiches, das dort wie ein dichtes Wäldchen gedeiht, lebt eine große Entenfamilie. Verborgen vor den neugierigen Blicken der Menschen dort leben und schlafen sie, ihre Köpfchen im dichten Federkleid versteckt. Kunterbunt ist so manches. Ein leuchtendes Blau auf der Entenbrust erfreut alle Augen besonders.

Die Großeltern unserer Teichenten kamen aus dem fernen China, wo ihre Familie Jahrhunderte lang gelebt hatte. Der Teich am Königspalast war ihr Heim. Sie erlebten viele Feste auf ihrem Teich. Fackeln waren angezündet, bunte Kähne schwammen mit festlich-freudigen Menschen zwischen den Enten, die sich ohne Angst fröhlich in das Festgetümmel mischten. Manch guter Happen wurde ihnen in den Schnabel geworfen. Festmusik klang über das Wasser und bis in die dichtesten Büsche verfingen sich die Klänge, wo sie sich noch lange versteckten.

Die Großeltern kamen, in dichte Körbe gesteckt, auf dem Rücken von Pferden, nach unendlich langer Reise zu dem Teich, hier ins Land, wo sie unter all den braunen Enten bunte Tupfer sind. Immer wieder erzählen sie den Entenkindern von China, dem riesigen Land am anderen Ende der Welt.

Ein Entenkind ist dabei, das sich oft über seine Geschwister ärgert. Die sind beim täglichen Wettschwimmen auf dem Teich schneller als das Entenkind, das als Letztes das Ziel erreicht. Das ärgert es so, dass es manches Mal ganz grün vor Ärger scheint. Man erkennt es dann an seinem grünen Federkleid.

Als es wieder einmal so vor sich hinschimpft, streckt ein alter Fisch seinen Kopf aus dem Wasser. Es ist ein lebenskluger Fisch, der schon ganz lange hier im Teich lebt. Er flüstert dem Entenkind zu, es solle sich beim nächsten Wettschwimmen auf seinen Rücken setzen. So könne er ihm helfen, endlich zu gewinnen.

Und so geschieht es.

Der Tag des nächsten Wettschwimmens ist gekommen. Das Entenkind setzt sich unbemerkt auf den Rücken des Fisches. Dort fühlt es sich sicher. Der Fisch gleitet, von niemandem bemerkt, schnell wie der Wind durch das Wasser. Dem Entenkind hüpft das Herz vor Freude. Es gewinnt das Wettschwimmen. Unter Beifall aller Wasservögel, die staunend am Ufer stehen, kommt es als Erstes an.

Sein Geheimnis hat es nicht verraten, die Bewunderung der Geschwister war sein schönster Preis.

Als das Entenkind erwachsen geworden ist, gehört es zu den besonders klugen Enten. Es braucht die Hilfe des Fisches schon lange nicht mehr. Viele Rennen hat es allein gewonnen. Manches Entenkind holt sich bei kleinen Nöten gerne seinen Rat.

☆ Geschützt, geborgen und gewärmt
fühlst du dich wohl.
Bist ganz entspannt und ruhig
und träumst die schönsten Träume. ☆

Das Traumsegelschiff

Das Sandmännchen besucht am Abend Menschen, Jung und Alt. Es streut aus seinem Säckchen glitzernden Sand, und alle Gedanken und Sorgen gehen schlafen.

Ruhig wird es dann in dir, ganz ruhig, und du wirst die schönsten Träume träumen.

Du siehst in einem deiner Träume ein weites, blaues Meer. Sein Blau leuchtet mit dem Blau des Himmels um die Wette. Es ist, als würde dich das Blau umhüllen.

Weit am Horizont sucht ein Segelschiff sich seinen Weg durchs Meer. Seine weißen Segel blähen sich im Wind, ein Wind, der pfeilschnell über die Meereswellen bläst, bis diese sich wild hochtürmen, von kleinen Schaumkronen geziert.

Langsam kommt das Schiff nun näher, immer näher. Lautlos gleitet es durch das Wasser, durch die Wellen, die nun besänftigt an den Bug des Schiffes rauschen. Bald siehst du es nah und deutlich vor deinem inneren Auge.

Eine Flagge weht hoch am Mast. Ein Bild ist darauf. Ist es von einem Piraten, ist es ein Tiger, ein Vogel oder gar ein Totenkopf?

Märchen und Geschichten fallen dir ein, Geschichten von Piraten und Abenteuern, von fernen Ländern und rauen Meeren. Von Inselwelten, fremd, geheimnisvoll, aber auch bunt und lockend. Sie erzählen von Menschen, die dort leben wie vor hundert Jahren.

Du siehst sie sitzen, an duftenden Holzfeuern. Du hörst es knacken, die brennenden Holzscheite fallen lodernd in sich zusammen. Funken fliegen durch die Luft. Du siehst die Flammen tanzen, riechst den Duft des Holzes. Alles scheint voll wunderbarer Düfte, voll

Klang und Zauber. Das Segelschiff hat den Strand erreicht und liegt im seichten Wasser, das von der Sonne noch ganz warm ist.

Die Wellen rollen an den Strand und bald zurück ins Meer. Immer wieder und wieder, hin und her, hin und her.

Du willst das Segelschiff besuchen, bittest die Phantasie zu Hilfe. Sie trägt dich flugs dorthin.

Du fühlst das Holz der Planken warm unter deinen Füßen. Hörst das Rauschen des Meeres, schmeckst das Salz auf deinen Lippen.

Auf dem Schiff siehst und hörst du so manches. Du hörst Geschichten und Seemannslieder und siehst, wie sie alte Tänze tanzen.

Lass Geschichten und Märchen dir erzählen von fernen Ländern, Menschen und wilden Abenteuern.

☆ Du fühlst dich wohl,
bist ruhig und entspannt.
Wohlig warm ist dir,
und du träumst die schönsten Träume. ☆

Silberstaub der Sterne

Das große Tor zum Himmel öffnet sich und gibt den Blick auf einen Raum ohne Grenzen frei. Er erstrahlt in tiefstem Blau. Das Blau ist wunderschön und von fast magischer Kraft.

Wenn die immer wiederkehrende Zeit des vollen Mondes gekommen ist, findet dort der große Rat statt. Die Mondgöttin hat zu aller Zufriedenheit den Vorsitz. Die Sternenkinder und auch der uralte Ohm Petrus gehören dem Rat an. Petrus ist der Vertraute der Sternenkinder, aber auch der Tiere auf der Erde. Sie sorgen sich um das Wohlergehen aller Wesen im Himmel und auf der Erde.

Die Mondgöttin sitzt auf einem Traum aus Wünschen und Träumen, die sich in den Farben des Regenbogens im Licht der Sterne spiegeln. Steht der Mond im vollen Rund, versammeln sich alle vor dem Thron der Mondgöttin, die in ihrem Wagen gefahren kommt. Einem durchsichtigen Wagen aus »Wünsch-dir-Was«. Sie ist mit einem goldenen Lichtnetz zugedeckt. Sein Gespinst ist so zart wie die Liebe.

Der Rat berät alle Sorgen und Nöten der Erde und des Himmelsgeschehens. Eine Klage von der Erde wird kundgetan. Die Menschen beklagen sich, dass die Sterne nicht mehr so recht funkeln und die Milchstraße ganz blass geworden ist. Es wird beschlossen, dass die Sonnenkinder die Sterne putzen und die Milchstraße mit ihren abermillionen Sternen und Sternchen vom Staub befreit wird.

Die Sonnenkinder putzen so fleißig, dass dabei viel Silberstaub von den Sternen fällt, direkt auf die Erde. Der Silberstaub rieselt vom Himmel auf die Erde. Er glitzert und glänzt durch das Licht des Mondes.

Glückskinder mit ihrer reichen, farbigen Phantasie können den Silberstaub der Sterne in ihren Händen einfangen und den Zauber der Phantasie mit ihrem Herzen erkennen.

☆ Ruhig bist du und ganz entspannt.
Wohlig warm ist dir,
du fühlst dich wohl
und träumst die schönsten Träume. ☆

Der schlaue Zwerg

Jeden Tag erwacht die Sonne voll Kraft und Energie. Jeden Tag erfüllt sie ihre Aufgabe. Sie wird die Welt mit ihrem Leben spendenden Licht und ihrer Wärme erfüllen.

Im Land der Zwerge lebt ein Zwerg, der recht einfallsreich und neugierig aufs Leben ist. Immer wieder fallen ihm neue Ideen ein, die auch den anderen von großem Nutzen sind.

Eines Abends, als die Sonne vom langen Scheinen etwas müde geworden ist, fängt er von ihren Strahlen noch etwas Licht und Wärme ein. Seine Schätze versteckt er in eine tiefe Höhle, die nur er alleine kennt. Als nach dem hellen Frühling, dem warmen Sommer, dem bunten Herbst manch dunkler Wintertag gekommen ist und alle Zwerge darüber klagen, holt der schlaue Zwerg von seinem Schatz aus der Höhle. Er holt so viel Licht und Wärme, wie er mit beiden Händen tragen kann, und verteilt sie im Land der Zwerge.

Und siehe da, die Tage werden heller und die kalten Nächte etwas wärmer. Der Vorrat an Licht und Wärme in der Höhle des Zwerges reicht bis zum nächsten Frühjahr. Dann hat sich die Sonne erholt und scheint mit all ihrer Kraft, hell und warm. Darüber freuen sich Menschen, Tiere und Pflanzen. Selbst die Steine klingen fröhlicher, wenn du sie aneinander schlägst.

☆ Entspannt bist du und ganz ruhig.
Du fühlst dich wohl und warm.
Bist ein Glückskind,
geborgen und beschützt,
und träumst die schönsten Träume. ☆

Der gefangene Klang

Hinter den sieben Bergen und sieben Meeren geschieht Wundersames. Alle Klänge der Welt haben sich dort versammelt. Dunkle und helle Klänge hört dein feines Ohr.

Die Klänge erzählen dir die schönsten Geschichten.

Ein Klang, gar hell und fein, hat sich im Geäst eines Baumes verfangen. Sein Klagen klingt wie ein Silberglöckchen und ist weithin zu hören. Ein dunkler Klang eilt ihm zur Hilfe. Zart löst er ihn aus dem Geäst. Frei ist der helle Klang, frei kann er nun weiterfliegen, schwingen und schweben durch die klare Luft. Nun sind alle hellen Klänge wieder vereint.

Ein paar springlebendige helle Klänge sind ins Meer hineingetaucht. Hinab zum Palast der Meereskönigin. Er wird bewacht von der Garde der Königin, den Seepferdchen. Die Klänge bezaubern die Wache und sie spielen mit ihnen Fangen. Ihr klingendes Lachen klingt weit ins Meer hinein.

Einer der hellen Klänge hat sich in einer großen Muschel versteckt. Niemand kann ihn beim Versteckspiel dort finden. Doch langsam wird die Luft in der Muschel zu eng. Der Klang will wieder hinaus, aber er bleibt an einer spitzen Kante der Muschel hängen. Wie er auch zieht und zerrt, er kann nicht heraus. Er klagt mit silberhellem Ton. Der lockt den Stachelfisch an. Neugierig äugt er in die Muschel und sieht den gefangenen Klang. Vorsichtig steckt er einen seiner vielen Stachel in die Muschel. Der Klang hängt sich vorsichtig daran und ist bald darauf befreit. Der Stachelfisch hat ihn aus der Muschel gezogen. Der befreite Klang fühlt sich leicht und frei. *Sein Atem geht ruhig und gleichmäßig, ein und aus, ein und aus.*

Der Klang ist überglücklich und bedankt sich aufs herzlichste. Er schwebt zurück zum Palast der Meereskönigin. Dort hocken alle Klänge, müde und zufrieden. Sie geben ein Konzert von besonderer Schönheit. Gebannt hören die Meeresbewohner den zauberhaften Klängen zu. Die Wasserpflanzen wiegen sich im Takt dazu, die Algen wehen wie feine Schleier hin und her.

Ein bunter Kugelfisch dreht sich immer wieder um und um. Es ist, als tanze er vergnügt, beschwipst vor lauter Lebensfreude.

Alle sind zufrieden und glücklich und träumen so vor sich hin.

☆ Du bist ruhig und entspannt.
Wohlig warm ist dir.
Du fühlst dich wohl.
Du bist geborgen, geschützt, gewärmt.
Du bist ein Glückskind
und träumst die schönsten Träume. ☆

Am See

Wie ein helles Seidenband wirkt das sandige Ufer, das den ganzen See umfasst. In der Sonne glitzert der Sand. Es scheint, als seien viele Diamanten, kostbare Edelsteine, dort versteckt.

Die Sonne wärmt den Sand aufs angenehmste und auch das Wasser und die Luft. Die warmen Sonnenstrahlen schmeicheln der Haut, die das genießt. Die Menschen und auch manches Tier genießen den weichen, warmen Sand wie ein schönes Ruhekissen. Dort liegen sie in großer Ruhe, genießen die Sonne, das Licht und die Wärme. Sie träumen die schönsten Träume.

Plötzlich eine Bewegung in dieser Stille. Eine winzige Strandmaus flitzt über den Sand, in dem sie kaum Spuren hinterlässt. Am Ufer macht sie Halt. Sie sitzt im Sand und putzt sich ihr seidenweiches Fell. Mit ihren winzigen Pfoten reibt sie sich über ihre klitzekleine Nase, kämmt sich mit den kleinen Krallen das Fell, bis es seidig glänzt. Nun ruht sie sich aus und blickt auf den See in aller Ruhe. Der Wind schlägt Wellen, die bis ans andere Ufer treiben. Blätter schwimmen auf dem See, sie werden sanft von den Wellen geschaukelt, hinauf und hinunter werden sie getragen. Hier und da springt ein silbernes Fischlein hoch ins Sonnenlicht. Für einen Augenblick blitzt und schimmert das Fischschuppenkleid, bis das Fischlein wieder im Dunkel des Sees verschwindet.

Die Maus wagt sich auf ein großes Blatt, das nah am Ufer treibt. Sie legt sich behutsam auf das Blatt und äugt hinauf ins Sonnenlicht, das sich golden im See spiegelt.

Eine Libelle mit zarten Flügeln, die wie buntes Glas erscheinen, schwirrt über das Schilf. Im Dickicht zwitschert und tschilpt es in vielen Tönen. Allerlei Wasservögel verstecken sich dort, auch Enten, selbst ein großer Schwan ruht sich aus.

Die Maus wiegt sich auf dem Blatt, auf und ab, ab und auf, auf den Wellen des Sees. Davon wird sie bald recht müde. *Sie genießt die Ruhe und auch die Wärme der Sonne.*

Das sanfte Schaukeln lässt die Maus gut schlafen.

Sie träumt die schönsten Träume.

☆ Auch du fühlst dich wohl,
wohlig warm ist dir.
Du bist ruhig und entspannt
und träumst die schönsten Träume. ☆

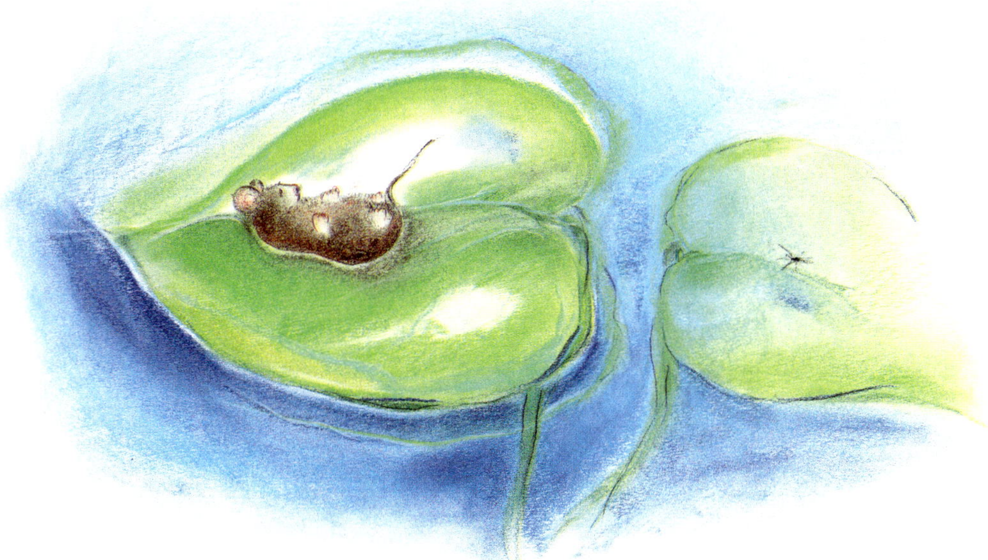

Erdbeben

Seit Urzeiten gibt es Blitz und Donner, Sturm und Regen. Nach dem Blitz erschallt der Donner, der Tier und Mensch auch erschrecken kann. Katze und Hund verstecken sich unter Tischen und Bänken, und manches Kind dazu. Vögel stecken ihre Köpfe unter ihre Flügel, Blumen schließen verschreckt ihre Blütenköpfchen.

Aber auch am Himmel gibt es Ärger. Wenn Petrus gerade sein Mittagsschläfchen hält, der Donner ihn aus süßem Schlummer weckt, dann sträuben sich ihm alle Haare. Sein langer Bart zittert vor lauter Wut. Als es in einem Jahr besonders viel geblitzt und auch gedonnert hat, beschließt Petrus, dies zu ändern. Er setzt sich hinter eine dicke Wolke, die er schon seit vielen Jahren kennt, um in aller Ruhe nachzudenken, denn am Himmel ist oft viel los.

Wenn die Wolkenkinder Verstecken spielen oder die Sterne sich streiten, wer denn am schönsten leuchtet, hat Petrus wenig Ruhe. Er muss dann jeden Streit schlichten und manches ungestüme Wolkenkind ermahnen. Doch hinter seiner alten Wolkenfreundin ist es still und ruhig. Hier kann er in aller Ruhe seine Gedanken bitten, ihm eine Idee zu schenken. Und so geschieht es. Petrus verbannt den Donner tief unter die Erde. Darüber ist der Donner so verwundert, dass er für eine Weile wirklich verstummt. Still ist es dann auf der Erde und auch am Himmel. Petrus kann wieder unbesorgt und voller schöner Träume schlafen. Kein Stern am Himmel muss zittern, und auch der Mond kann ungestört nun scheinen. Hund und Katze und auch das Kind kommen unter Tisch und Bank hervor und toben vergnügt durchs ganze Haus.

Doch dem Donner unter der Erde wird die Zeit zu lang. Nach einer Weile beginnt er wieder zu grollen. Er grollt und bollert, dass die Erde zu beben beginnt. Bergspitzen wackeln und die Vögel hoch in der Luft erschrecken mitten in ihrem Flug. Auch Mensch und Tier erschrecken, hören sie das Grollen des Donners dort unter der Erde.

»Die Erde bebt«, so sagen sie. »Erdbeben« nennen sie es dann. Manches Haus stürzt ein. Die Erde öffnet sich an vielen Stellen.

Als Petrus erwacht und sieht, was er getan hat, befreit er den Donner. Mit lautem Gebrüll und Getöse entweicht er seinem Gefängnis und fährt zurück zum Himmel. Zu Blitz, Sturm und dem Regen, seinen wilden Spielgesellen.

Von Stund an verlieren Mensch und Tier den Schrecken. Sie nehmen das Gebrüll wie einen Theaterdonner, der gar nicht bös gemeint ist. Er gehört zu allem Himmels- und Erdengeschehen, so wie die Sonne, der Mond und all die Sterne.

☆ Ruhig bist du und ganz geborgen.
Du fühlst dich wohl,
geschützt, gewärmt und ganz entspannt.
Ein Glückskind mit den schönsten Träumen. ☆

Die Himmelsleiter

Ein Kind liegt des Abends friedlich in seinem Bett. Sein letzter Blick vor dem Einschlafen gilt den Sternen hoch oben am nachtblauen Himmel. Ein Stern will an diesem Abend nicht so recht leuchten und strahlen. Matt blinkt er dort oben vom Himmel.

Das Kind bittet die Phantasie zu Hilfe.

»Auf einer Wiese«, lässt diese hören, »wächst ein Zaubergras. Davon pflückst du, so viel du brauchst, um eine lange Himmelsleiter zu flechten. Ist sie lang genug, wirf sie mit Schwung um den Zacken des Abendsterns.«

Das ist der Nachbar des matten Sterns, der nicht so recht leuchten will.

Gesagt, getan.

Bald ist die Himmelsleiter aus Zaubergras lang genug, um an dem Zacken des Abendsterns hängen zu bleiben. Dort hängt sie fest und sicher. Das Kind klettert hinauf, immer höher und höher. Die Welt liegt schon unter ihm. Klein und kleiner wirkt sie von hier oben. Die Weltkugel scheint in ein blaues Licht gehüllt. Schön sieht das aus.

Das Kind nähert sich nun den Sternen. Immer größer und größer werden sie vor seinen Augen. Das ist ein Gefunkel und Leuchten, ganz wunderschön.

Bald hat das Kind den Abendstern erreicht. Von dort springt es auf den matten Stern. Mit seinem Taschentuch putzt es ihn blitzblank. Verwundert schauen die anderen Sterne diesem ungewöhnlichen Geschehen am Himmel zu. So etwas haben sie noch nie gesehen. Im Geheimen wünscht sich manch anderer Stern, auch er würde noch glänzender geputzt werden.

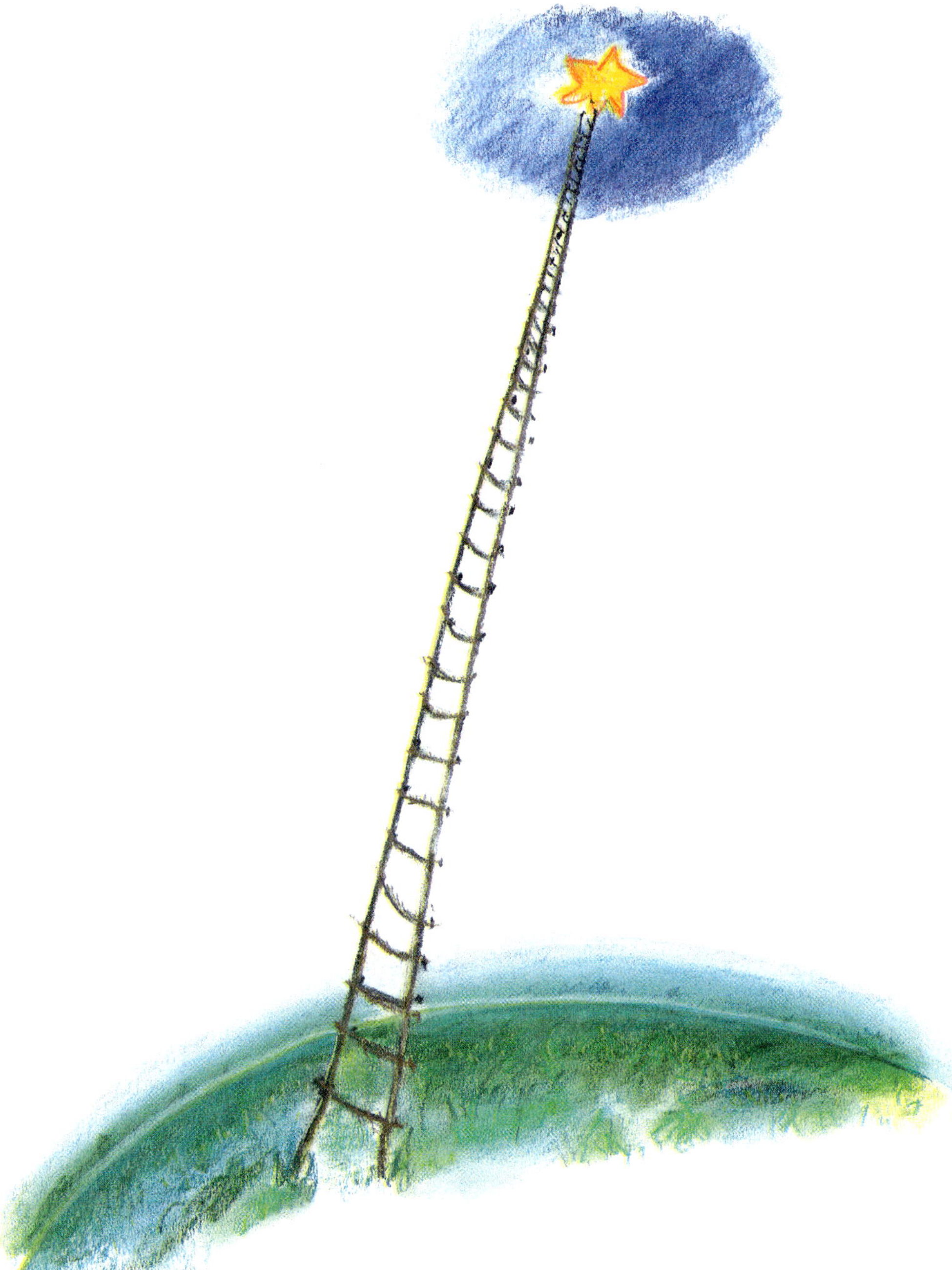

Der ehemals so matte Stern leuchtet und strahlt nun wieder im Nachtblau des Himmels. Zufrieden rutscht das Kind die Himmelsleiter wieder hinunter, zurück zur Erde. Zu Hause angekommen liegt es glücklich in seinem eigenen Bett. Dort schläft es mit den schönsten Träumen einen erholsamen Schlaf.

Die Menschen bestaunen die Schönheit des wieder hellen, leuchtenden und strahlenden Sterns. Sein Licht ist so hell, dass es bis in die dunkelsten Winkel der Welt dringt. Sein Licht vertreibt alle Schatten.

☆ Entspannt und ruhig fühlst du dich
und wohlig warm.
Ein Glückskind, geborgen und beschützt. ☆

Die Blüte, die eine Schneeflocke war

Am Himmel gibt es ganz besondere Wolken, die nur im Winter dort vorüberziehen. Hier wohnt seit langer Zeit eine große, angesehene Schneeflockenfamilie. Gemeinsam fallen sie in der Winterzeit auf die Erde, bedecken alle Wiesen und Felder, Dörfer und Städte, Flüsse und Bäche. Wie eine große, schützende Decke liegen sie über dem Land. Sie beschützen die Knospen, die auf den Frühling warten. Der Schnee bietet Schutz vor dem Frost, dem strengen Gesell, der oft wütend Mensch und Tier überfällt. Auf den frosterstarrten Teichen und Seen ruhen sich die Schneeflocken dann von ihrer langen Reise aus. Von der silbernen Wintersonne erholt, funkeln sie wie Edelsteine.

Liegt genügend Schnee in den Wäldern, graben sich manche Tiere eine Höhle in den Schnee und fallen in einen tiefen Winterschlaf. Besonders die Bären lieben ihren Winterschlaf. Ihr dichtes Fell bewahrt sie vor Kälte. Im Sommer haben sie sich eine dicke Fettschicht angefressen, von der sie dann zehren. Die großen Bären rollen sich so eng zusammen, dass sie wie ein riesiger, brauner Wollknäuel aussehen. Ihr Brummen zeugt von ihrer Zufriedenheit. Sie warten ohne Eile auf den Frühling, auf die helle Sonne, die das weiße Land wieder mit Farben überdeckt.

Allmählich taut das Eis, aber auf dem kalten Wasser liegt noch eine einzige Schneeflocke. Sie stammt aus der Familie, die in den Winterwolken wohnt. Leicht wie eine Feder geht sie mit dem Wasser auf die Reise. Das Wasser aus dem Teich fließt in einen Fluss, der durch viele Länder bis hin zum Meer fließt, dort, wo alle Flüsse münden.

Auf der Reise erlebt die Schneeflocke so allerlei und kann dir die schönsten Geschichten erzählen.

Eine will ich dir erzählen. Auf ihrer Reise ist sie eines Tages sehr müde geworden. Ihr fallen die Augen zu. Ein dicker Fisch reckt sich aus dem Wasser, um nach den Wolken zu sehen, hinter denen sich die Sonne für eine Weile versteckt hat. Ihm ist ein wenig kalt geworden und er wartet auf die wohlige Wärme der Sonne. Als er sich so aus dem Wasser herausreckt, rutscht die Schneeflocke unversehens auf seinen schuppigen Rücken. Da sie so federleicht ist, bemerkt der Fisch zunächst noch nichts von dem kleinen Passagier. Er taucht wieder ins Wasser zurück und schwimmt in Windeseile hinter seinen Geschwistern her. Von der wilden Fahrt erwacht die Schneeflocke und erschrickt. Wo ist sie gelandet? Sie klammert sich an den Fischleib fest und beginnt langsam die Fahrt zu genießen. Plötzlich versperrt ihr ein riesiger Baumstamm den Weg. Der Fisch springt darüber, aber die Schneeflocke verliert dabei ihren Halt. Sie fällt vom Fisch herab und sitzt erschöpft und etwas atemlos auf dem Baumstamm. Nach einer Weile, der Fisch ist nicht mehr zu sehen, hat sie sich erholt. Sie denkt in aller Ruhe über ihr Leben nach. Sie hat all die Winterabenteuer satt. Sie mag nicht mehr auf die jährliche Reise vom Himmel zur Erde gehen. Sie will in einem Land der Sonne und der Wärme bleiben. Sie liebt die Sonne, ihr Licht und ihre Wärme, aber hier würde sie schmelzen und vergehen.

Sie bittet die Phantasie, die große Magierin, zur Hilfe. Diese verwandelt die Schneeflocke in eine wunderhübsche, weiße Blüte. Sie wächst an einem Busch und blüht das ganze Jahr zur Freude aller Menschen. Ihr zauberhafter Duft weht übers Land und macht die Menschen froh.

☆ Ruhig und entspannt,
geborgen, geschützt und gewärmt
lässt es sich gut träumen. ☆

Die Nixe mit den gläsernen Flügeln

In einem blauen Meer des Südens lebt eine Nixe, die sich von allen Nixen der Meere unterscheidet. Sie hat außer ihrem schimmernden Schuppenleib auch die schönsten gläsernen Flügel. In Vollmondnächten kann sie damit zum Mond und den Sternen und zur Himmelsgöttin fliegen. Aber nur sie weiß von dem Zauber.

Die gläsernen Flügel schimmern im Blau des Meeres so schön, dass alle betört von ihr sind und alle Sinne berührt werden.

Berührt man seidenzart die gläsernen Flügel der Nixe, hörst du Klänge wie von Glasharfen. Die Klänge schweben durch das Wasser des blauen Meeres. Sie begleiten die Fische auf ihren Wegen.

Seepferdchen tanzen danach und die Algen und Seeanemonen wiegen sich sanft hin und her. Selbst die großen Muscheln auf dem Grund des Meeres öffnen und schließen sich im Takt der zauberhaften Klänge.

Von diesem Zauber wird eines Tages ein Delphin so betört, dass er sich unsterblich in die Nixe verliebt. Tag und Nacht begleitet er sie, taucht immer wieder neben, unter und über ihr auf, wie ein Schatten.

Eines Tages kommt er ihr so nahe, dass ein gläserner Flügel abbricht. Die Nixe erschrickt bis ins Herz hinein. Sie verliert ihre Farbe, ihr glänzender Schuppenleib wird stumpf, das Glas des verbliebenen Flügels wird matt und brüchig, bis sie auch ihn verliert.

Der Zauber der Nixe ist gebrochen. Nie mehr wird sie zum Mond und den Sternen fliegen, niemals mehr Botin der Himmelsgöttin sein.

Das Meer wird still und stumm. Die unvergleichlichen Klänge der gläsernen Flügel sind für immer verstummt. Es gibt kein Tanzen und Wiegen mehr. Der Kummer der Nixe bricht ihr das Herz. Sie versinkt in der Tiefe des Meeres und ward von diesem Tag an nie mehr gesehen.

Doch in der nächsten Nacht leuchtet am Himmel neben der Venus, dem Sitz der Mondgöttin, ein Stern, so hell und strahlend, dass es scheint, als würde sein Licht wie eine Glasharfe klingen.

☆ Du bist ruhig und entspannt.
Wohlig warm ist dir.
Du fühlst dich wohl.
Du bist geborgen, geschützt, gewärmt.
Du bist ein Glückskind
und träumst die schönsten Träume. ☆

Die Wolkenkinder

Vor uralten Zeiten bevölkerten viele Wolkenkinder den Himmel. Ihr Zuhause waren die Wolken. Wolken in allen Größen und Formen: dicke und große, helle und dunkle, glatte und zerzauste.

Jedes Wolkenkind hat ein anderes Zuhause. Sie besuchen einander und spielen die vergnüglichsten Spiele. Sie kennen keine Langeweile, denn sie haben viel Phantasie und es fällt ihnen immer wieder etwas Neues ein.

Besonders lieben sie Wolkenspringen. Ach, ist das schön, in so eine dicke, weiche Wolke hineinzuspringen. Niemand tut sich beim Wolkenspringen weh.

Doch manchmal gibt es auch Streit und Zank. Dann mischt sich der Wind, der hinter den Wolken schläft, in den Zwist ein. Er säuselt ein wenig, und die Kinder verstehen es. Er will ihnen sagen: »Ach Kinder, der Tag ist viel zu schön, um sich zu zanken.«

Gibt es aber einmal so richtigen Streit, dann erhebt sich der Sturm und braust ganz fürchterlich. Da werden die Kinder wieder friedlich und spielen weiter.

Eines Tages wird es schon am Tage am Himmel dunkel. Ein starker Regen und Sturm kündigen sich an. Die Wolken sausen aufgeregt am Himmel vorüber. Einige uralte, unbehauste Wolken lösen sich im Regen auf. In Strömen fließt er dann auf die Erde.

Ein Regenstrom fällt auf den schwarzen Kontinent Afrika. Dort gibt es riesige Steppen und Wüsten. Aus Wassermangel ist alles Grün verdorrt. Schon lange hat es dort nicht mehr geregnet. Die Tiere haben das Land verlassen und sich ein neues Zuhause gesucht, wo sie genügend zum Trinken finden.

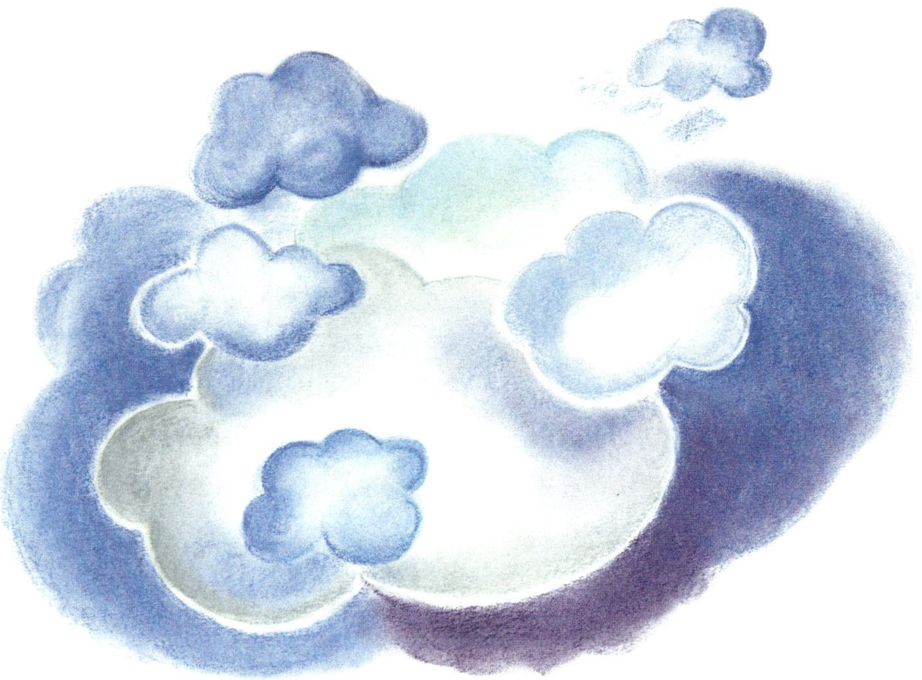

Als der Regenstrom auf das verdorrte Land trifft, die Erde und den Sand benetzt, geschieht ein Wunder. Es beginnt zu blühen und zu grünen, Büsche und Bäume, Blumen und Gras, verlieren das staubtrockene Grau und strahlen in den schönsten Farben. Die Tiere kehren zurück. Das ganze Land ist fruchtbar und belebt. Alles labt sich vom Leben spendenden Wasser.

Am Himmel beruhigt sich der Sturm, der Regen hört auf und die Wolken ziehen wieder friedlich um die weite Welt. Das Land hat so viel Wasser tief in der Erde gespeichert, dass es keine Not mehr leidet. Die Wolkenkinder können wieder ruhig schlafen und die schönsten Träume träumen.

☆ Träum auch du weiter und fühl dich wohl.
Du bist beschützt und auch geborgen,
entspannt und ruhig und ganz wohlig warm. ☆

Die verschwundene Katze

Eines Tages ist die Katze verschwunden. Solange das Kind denken kann, gehörte sie zu seinem Leben.

Am frühen Morgen, als sich die Sonne noch ganz verschlafen reckte, sprang die Katze in das Bett des Kindes. Ihr Schnurren klang wie eine fröhliche Morgenmusik. Kind und Katze genossen die Wärme des Federbettes, bis beide angefüllt mit Zärtlichkeit aus dem Bett und in einen neuen Morgen hinein sprangen.

Manchmal unterhielten sich das Kind und die Katze. Bei einer dieser kleinen Morgengespräche erzählte die Katze eine höchst seltsame Geschichte. Eine Geschichte von der so genannten Katzenwäsche.

Einer ihrer Vorfahren lebte zur Zeit der Kreuzzüge, vor einigen Jahrhunderten. Ihr Vorfahr war die Lieblingskatze eines Fürsten, der sie auf einer der langen gefährlichen Reisen in das Heilige Land mitnahm. Eines Tages gingen mitten in einer glühend heißen Wüste die Vorräte an Waschwasser zu Ende. Bis zur nächsten Oase waren es noch einige Meilen. Der Fürst war schlechter Laune, dass er sich nicht waschen konnte. Da fiel sein Blick auf die Katze, die ungerührt im weichen, warmen Sand lag und sich mit beiden Vorderpfoten ausgiebig Gesicht und Fell putzte. Danach schnurrte sie friedlich, gähnte und rollte sich zu einem Schläfchen zusammen. Der Fürst nahm ein seidenes Taschentuch und rieb und putzte sich ausgiebig sein Gesicht und seinen Hals, wie die Katze. Einige Tropfen eines köstlichen Öls verrieb er am Ende der Prozedur. Danach war er wieder guter Laune. Seit diesem Tag nannte man dies die »Katzenwäsche«.

Doch nun ist die Katze verschwunden, und das Kind vermisst sie sehr. Eines Morgens steht die Katze wieder vor dem Kinderbett. Sie springt jedoch nicht hinein, sondern maunzt und raunzt so lange, bis das Kind aufsteht und der Katze folgt, die vor ihm her springt. Sie läuft über hohe Treppen zum Dachboden hinauf. Immer wieder dreht sich die Katze um, ob das Kind ihr auch folgt.

Das schummrige Licht auf dem Dachboden lässt alle Dinge dort ein wenig geheimnisvoll erscheinen. Vergessene Dinge aus vergangener Zeit liegen dort. Unter den dicken Dachbalken steht ein Weidenkorb. Er ist mit bunter Wolle gefüllt, von der Großmutter wohl vergessen. Mittendrin kuscheln sich kleine Fellknäulchen. Winzig kleine Kätzchen, die sich schnurrend aneinander kuscheln. Wie kleine Glöckchen klingt ihr helles Miauen, als sie die Katzenmutter hören.

Das Kind ist glücklich. Es streichelt die jungen Kätzchen. Es fühlt das seidenweiche Fell an seinen Händen, das Pochen der kleinen Katzenherzen.

Große Freude erfüllt das Kind. Es fühlt sich nun verantwortlich für das Wohl und Weh der Katzenkinder. Es wird sie gut versorgen und behüten. Freude und auch ein wenig Stolz erfüllen das Kind. Es bleibt alles sein Geheimnis, niemand soll es erfahren.

Bis zu dem Tag, an dem die Katzenkinder alt genug sind, die Welt auf ihren Pfoten sicher zu erkunden.

☆ Wohl fühlst du dich
und wohlig warm.
Bist ruhig und entspannt.
Du träumst die schönsten Träume. ☆

Die weißen Federn

Auf der anderen Seite der Weltkugel leben seltene Vögel. Sie sind mit einem wunderschönen Federkleid geschmückt, mit Federn in einem weithin leuchtenden Weiß. Stolz tragen die Vögel ihren prächtigen Federschmuck. Fliegen die Vögel durch die Lüfte, wehen die zarten Federn sanft im Wind.

Einmal im Jahr verlieren die Vögel ihr weißes Federkleid. Nackt verbergen sie sich, bis die neuen Federn nachgewachsen sind. Traurig sind die Vögel, wenn sie ihre Federn verlieren und sie sich verstecken müssen. Da beschließen sie, das zu ändern. Sie wollen sich freuen, dass Altes vergeht und Neues geschieht.

Wenn die Zeit gekommen ist und sie die alten Federn verlieren werden, wollen die Vögel nun ein Fest feiern. Von überall her kommen sie zu einem geheimen Platz. Ein Platz, voll Zauber und Poesie. Dort werfen alle Vögel ihre alten Federn ab. Es sieht aus wie ein kleiner Berg aus Zauberschnee. Aber er ist nicht kalt, sondern wohlig warm und weich.

Glückskinder können sich dort hineinlegen, in diesen Berg aus zarten Federn. Weich fühlen sie sich an der Haut an. Sie wärmen wie das schönste Federbett.

Darin liegst du geborgen, geschützt und gewärmt.

Bist ruhig und entspannt und träumst die schönsten Geschichten.

Geschichten, die sich die Federn erzählen, wundersame Geschichten von einem silbernen Nichts-chen und einem goldenen Warteweilchen.

Hör gut hin, was sie dir erzählen.

Du bist ein Glückskind und träumst die schönsten Träume.

Im Märchenschloss

In einem alten Märchen gibt es ein Märchenschloss. Es hat viele kleine Türme, die golden in der Sonne leuchten. Seine Räume sind prächtig und zeugen von Reichtum und Macht.

In einem hohen Raum, dessen Wände geschliffene Spiegel zieren, ist im Boden ein großes Becken aus blauen Edelsteinen eingelassen. Es ist gefüllt mit warmem, duftendem Wasser, in dem ein goldenes Netz hängt. Du kannst dich in deiner Phantasie gefahrlos hineinsetzen, bist sicher dort, kannst dich erfreuen.

Sanft schwingt das Netz hin und her.

Wie Zauber wirkt das Schwingen im goldenen Netz. Eine tiefe Ruhe wird spürbar, sie dringt durch alle Poren, strömt durch den ganzen Körper, auch durch Geist und Seele.

Das Schwingen besänftigt rastlose Gedanken, die Gedanken gehen schlafen. Aber auch Sorgen und Ängste fliegen hinweg. Es ist, als würde das Gold alles Grau verscheuchen. Wie ein goldener Schein legt es sich auf trübe Gedanken.

Es ist wunderhübsch, so sanft zu schwingen, im goldenen Netz im warmen Wasser.

Im Märchenschloss gibt es noch manches zu sehen und zu erleben. Viele Zimmer und Säle, reich geschmückt, erfreuen das Auge. Jedes Zimmer birgt neue Schönheit und Glanz. Vielleicht auch ein Geheimnis?

In einem Raum voller Licht liegen feinste Decken, gewebt aus Träumen und Wünschen. Es liegt sich sanft auf diesen Decken. Zarte Klänge und eine wundersame Musik sind zu hören. Der Zauber berührt. Alles Schwere fällt ab, eine angenehme Leichtigkeit füllt dich aus.

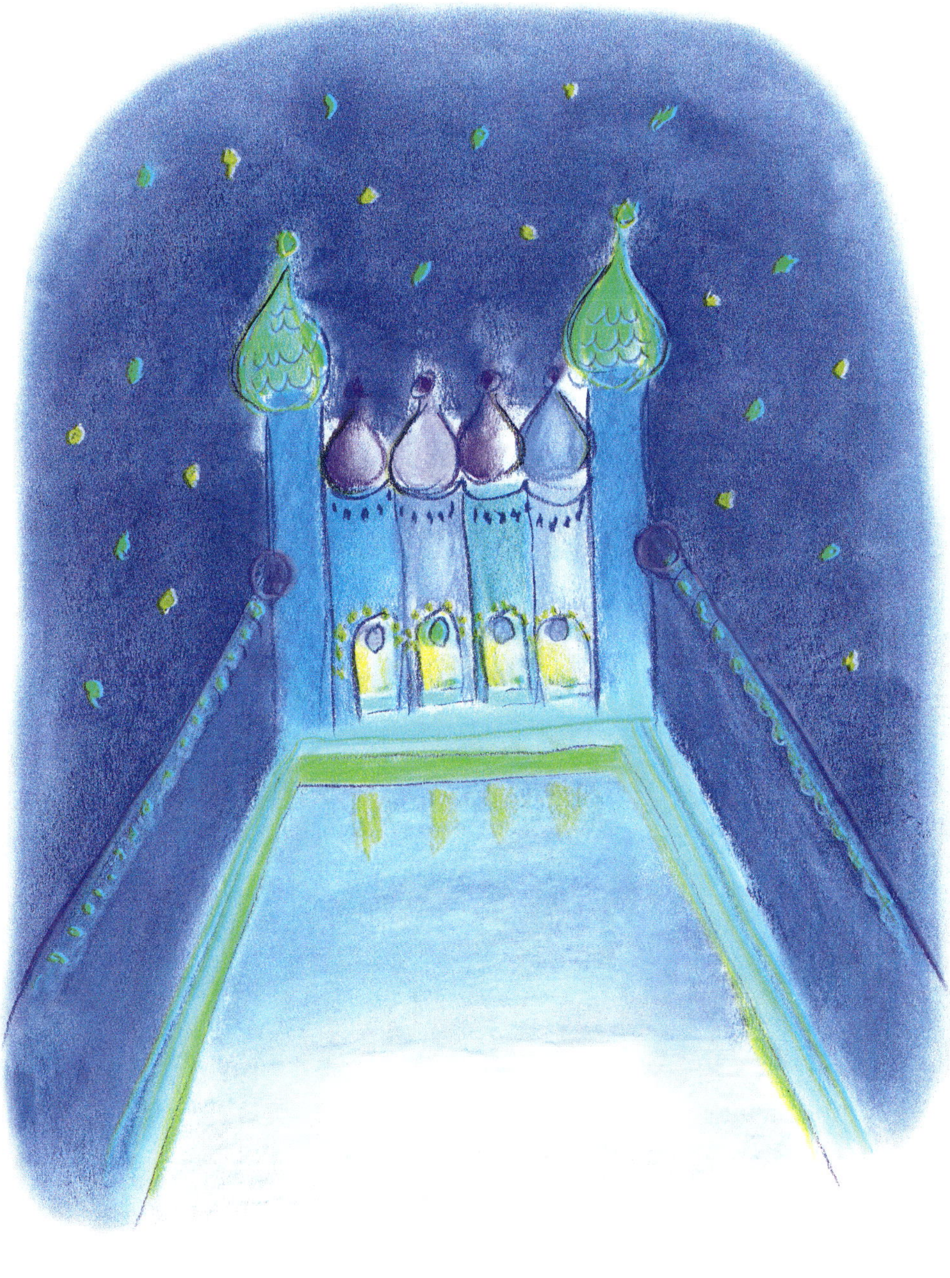

Auf einmal siehst du Farben in deiner Phantasie. Die schönsten Farben, vielleicht auch Gold und Silber. Sie leuchten und strahlen, machen Herz und Seele froh.

Die Klänge, die Farben, sie sind wie ein Geschenk, das die Phantasie uns Menschen schenkt.

☆ Du fühlst dich wohl,
bist ruhig und entspannt.
Wohlig warm ist dir.
Geborgen und beschützt
bist du ein Glückskind
und träumst die schönsten Träume. ☆

Der Eistropfen

Wie ein gläsernes Glöckchen klingt es, als ein eiserstarrter Wassertropfen vom Ast des Baumes auf einen Stein herabfällt. Die Mittagssonne hat ihn vom Eis befreit.

Der Winter war mit Frost und Eis, den grimmigen Gesellen, ins Land gezogen. Stürmische Winde haben alles Laub von den Bäumen gefegt. Kahl stehen sie im hellen Winterlicht. Ein letztes Blatt fällt unter dem frostigen Wind. Vor blauem Winterhimmel ragen die Bäume und ihre Äste wie Scherenschnitte auf, von Künstlerhand geschnitten.

Die letzte Rose, wie aus feinem roten Porzellan, scheint dem Frost zu trotzen. Alle Bäche und Teiche sind in den kalten Nächten zu Eis erstarrt. Eine Eisdecke hat sich über das Wasser gelegt, das sich im Frühling wieder munter seinen Weg bahnen wird. Im Winter ist es mitten in seinem Lauf zu Eis erstarrt. Wundersame Muster haben sich dort gebildet. Alle Wassertropfen sind zu Eisperlen gefroren.

In Vollmondnächten sammeln die Feen die schimmernden Eisperlen und verknüpfen sie zu einer schönen Krone, mit der sie sich des Nachts dann schmücken.

Die Mittagssonne erlöst die Eistropfen. Sie tauen auf zu Wassertropfen und gehen ihren gewohnten Weg.

Der Wassertropfen, von dem unsere Geschichte handelt, fällt auf einen Stein. Der ist recht erschrocken, hat er doch gerade seinen Mittagsschlaf mit schönsten Träumen gehalten. Der Stein, noch ganz verschlafen, sieht, wie der Wassertropfen fröhlich weiterhüpft. Von Stein zu Stein, bis zu einem Bach, in den er eintaucht. Das Wasser des Baches leuchtet silbern im Wintermittagslicht. Der Wassertropfen im

Bach geht mit ihm auf eine weite Reise. Mit vielen anderen Tropfen fließt er zu einem Fluss, in den der Bach nach seiner langen Reise mündet. Der Fluss erreicht dann eines Tages das große Meer mit seiner weiten Küste. Hier im großen Meer erlebt unser Wassertropfen so manches Abenteuer.

Das erste ist ein durstiger Fisch, der ihn verschlucken will. Doch blitzschnell hüpft der Wassertropfen dem Fisch aus seinem Maul. Mit klopfendem Herzen ruht er sich auf einer Alge aus. Der nächste Schreck wartet schon auf ihn. Ein Fischnetz der Menschen, fein geknüpft, war ihm im Weg. Er hatte sich gerade mit einem dicken Fisch unterhalten, als beide sich im Netz verfangen. Sie zappeln im Netz und kämpfen um ihr Leben. Nach einiger Mühe können sie sich befreien. Es dauert eine Weile, bis ihr Herz wieder ruhig schlägt. Der dicke Fisch fliegt förmlich durchs Wasser, so schnell er kann. Er sucht seine Höhle, tief unten im Wasser, wo kein Licht mehr scheint. Der Wassertropfen fließt weiter, begegnet vielen Fischen, die in allen Formen und Farben sich ihres Lebens freuen.

Auf seinem Weg stößt er an eine riesige Meeresmuschel und verfängt sich dort in der Dunkelheit. Stockfinster ist es hier und gar nicht schön. Dem Wassertropfen gefällt dies nicht und als er so grübelt, wie er sich befreien kann, stupst ihn ein kleines Fischlein an. Es hat in der Meeresmuschel übernachtet, sicher vor allen Raubfischen, die kleine Fische als Leckerbissen schätzen. Das Fischlein zeigt ihm den Weg nach draußen.

Noch manches Abenteuer erlebt der kleine Wassertropfen. Lass sie dir nur erzählen.

☆ Ruhig und entspannt,
geborgen, geschützt und gewärmt
lässt es sich gut träumen. ☆

Die Regenmännchen

Der Herbst ist ins Land gezogen. Dicke, graue Wolken ziehen am Himmel ihre Bahn. Manches Mal ruhig, manches Mal stürmisch und geschwind.

Es regnet. Die Straßen der Stadt sind schwarz und glänzend. Die Blätter an Büschen und Bäumen scheinen durch die Nässe wie gelackt. Die Blütenköpfchen beugen sich unter der Schwere der Nässe. An schmalen Grashalmen rinnt das Regenwasser in winzigen Bächen herab zur Erde, die sie geschwind aufsaugt.

Ein kleiner Käfer, der gerade auf einer Blüte geschaukelt hat, wird vom Regenbach herabgeschleudert. Wie auf einer Wasserrutsche gleitet er pfeilschnell herab und landet etwas unsanft auf der Erde. Verwundert schüttelt er sich und die Regentropfen fliegen wie kleine Diamanten durch die Luft.

Auch die Vögel schütteln ihr Gefieder aus. Wenn der Abend naht und du aus dem Fenster schaust, siehst du im Licht der Laternen den Regen in dichten Schnüren fallen. Die Regentropfen fallen aufs Pflaster und platschen auf dem Boden auf.

Schau, es sieht aus, als seien es winzig kleine Regenmännchen. Viele, viele Regenmännchen sind zu sehen, die dort des Nachts, wenn der Regen vom Himmel fällt, ihr geheimnisvolles Wesen treiben.

☆ Ruhig und entspannt bist du
und träumst ein wenig weiter. ☆

Die Glockenblume

Es ist Sommer geworden. Die Wiesen sind voll bunter Blumen. Ein herrlicher Duft liegt über allem. Die Sonne lacht vom Himmel und ein leichter Wind weht über die Blumen und Gräser. Der köstliche Sommerduft wird vom Wind über das Land getragen. Die Menschen strecken ihre Nase in die Luft und schnuppern voll Behagen diesen Duft, den Duft des Sommers.

Alle Blumen- und Pflanzenfamilien leben einträchtig auf dieser Wiese zusammen. In vielen Formen und Farben wachsen sie im Licht und in der Wärme der Sonne. Der Regen ist Nahrung und im Herbst treibt der Wind ihre Samen weiter.

Margeriten wiegen sich auf hohen Stängeln, der Mohn flammt rot durchs Grasgrün. Der Löwenzahn strahlt wie kleine Sonnen und die Glockenblume zeigt ihr wunderschönes Blau. Sie wirkt recht stolz, manchen kommt sie ein wenig eingebildet vor. Sie möchte mehr als die anderen sein. Sie möchte nicht nur auf der Wiese blühen.

Sie bittet die Phantasie zur Hilfe. Und siehe da, eines Tages ist ein feiner Klang zu hören. Die blauen Glockenblumen klingen wie kleine Glocken aus Glas. Der Wind bewegt die blauen Glöckchen sanft hin und her. Der feine Klang klingt und schwebt über die Wiese. Alle Blumen heben ihre Köpfchen und lauschen voller Freude den zarten Klängen. Die Menschen, ja selbst die Tiere halten inne und lauschen den Klängen. Ihre Herzen erfreuen sich am Klang der blauen Glockenblumen.

Ein Lächeln verschönt ihren Tag und ihre Träume.

☆ Du fühlst dich wohl.
Bist ruhig und entspannt.
Ein Glückskind, geborgen und geschützt
und träumst die schönsten Träume. ☆

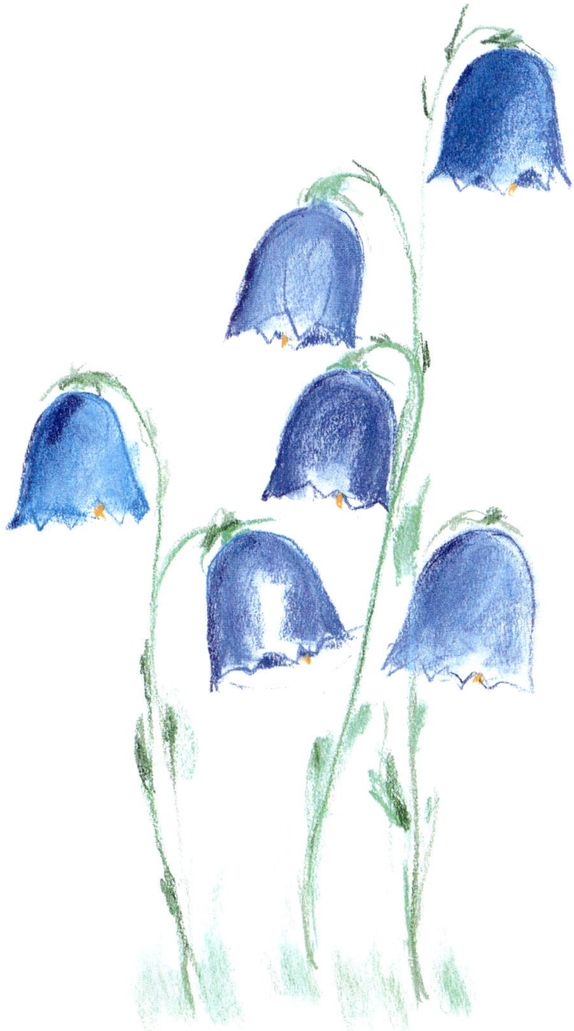

Das Diamantenbäumchen

Winter ist es geworden. Kahl stehen die Bäume ohne ihr Blätterkleid, sie zittern im Winterwind. Alle Wiesenblumen sind lange verblüht, das Gras ist gemäht, als Heuballen in den Ställen verwahrt. Das Korn ist geerntet und alle Früchte gepflückt.

Viele der Vögel sind bereits in den sonnigen und warmen Süden geflogen. Es ist eine weite Reise dorthin. Über Städte, Dörfer, Flüsse und Seen, über Wiesen, Felder und Wälder. Die Reise führt über hohe, von Schnee gekrönte Berge und unendlich weite Meere. Was haben die Vögel nicht alles auf dieser weiten Reise erlebt und gesehen. Was können sie alles erzählen. Wer feine Ohren hat, der kann es hören.

Die Ferienzeit ist lange schon vorüber. Die Kinder freuen sich auf die Advents- und Weihnachtszeit. Auf den Nikolaus, das Christkind und den Weihnachtsmann. Sie träumen vom geschmückten Weihnachtsbaum, von brennenden Kerzen, Plätzchen, Pfefferkuchen und Nüssen.

Über Nacht ist der erste Schnee gefallen. Lautlos rieselt er aus dicken Winterwolken. Die Welt wirkt wie verzaubert. Das Dunkelgrau des frühen Winters hat sich in ein strahlendes Schneeweiß verwandelt. Die Menschen haben ihre griesgrämigen Mienen versteckt und ein Lächeln aufgesetzt. Die Kinder freuen sich über den Schnee, aus dem sie so viel zaubern können. Schneemänner mit Roten-Rüben-Nasen, Augen aus rabenschwarzen Kohlestückchen. Sie holen die Schlitten aus den Kellern und freuen sich aufs Rodeln.

Die Teiche sind über Nacht zugefroren und laden zum Schlittschuhlaufen ein. An einem kleinen Teich sind Buden aufgestellt. Leckereien und heißen Punsch gibt es dort, und aus einer Ecke klingt Musik. Danach lassen sich gut kunstvolle Kreise und Kringel auf dem Eis drehen. Es ist eine vergnügte Zeit, wie vor hundert Jahren.

Am hinteren Teichende steht einsam ein Bäumchen ohne sein Blätterkleid. Der Schnee auf seinen dünnen Ästchen hat sich unter Tag in kleine Wassertropfen verwandelt. Doch der Frost, der strenge Gesell, lässt sie über Nacht zu Eis erstarren. Am nächsten Morgen, die Sonne blinzelt noch etwas verschlafen, steht das Bäumchen in großer Schönheit da. Reich geschmückt, wie mit tausend Diamanten, freut es sich im Morgenlicht mit einem Kleid aus lauter Edelsteinen.

Glückskinder können es sehen, das Diamantenbäumchen zur Winterzeit.

☆ Entspannt, ruhig und wohlig warm,
bist auch du ein Glückskind,
geborgen und beschützt,
und kannst die schönsten Träume träumen. ☆

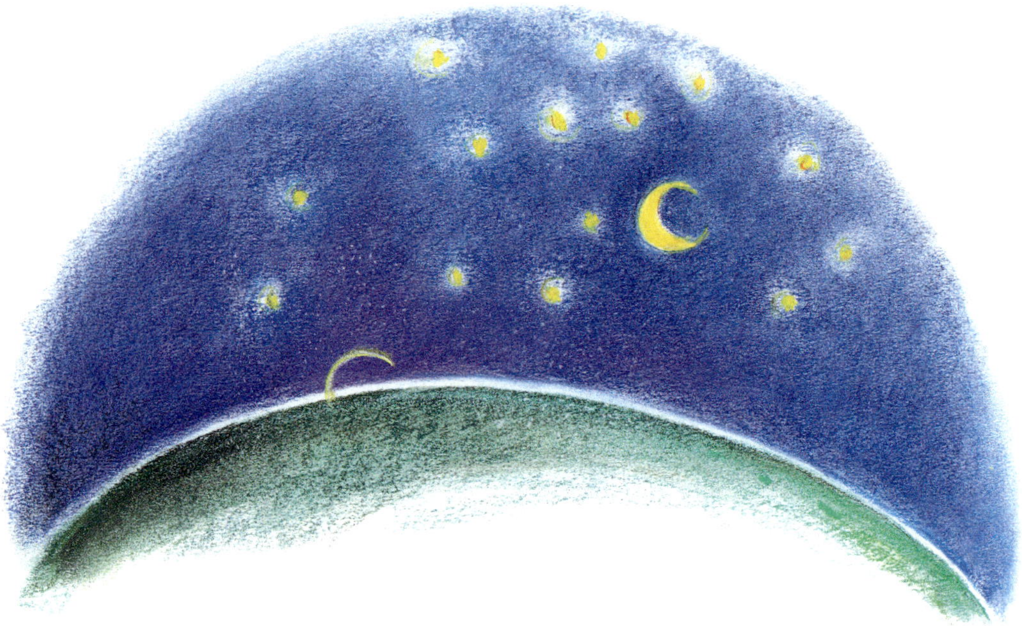

Vom Tag und der Nacht

Als die Vögel zu singen beginnen, erwacht der Morgen. Die Sonne gähnt, sie reckt und sie streckt ihre Strahlen aus. Ihr Licht vertreibt die Schatten, und ihre Wärme erfüllt den Tag. Alles wird belebt von Licht und Wärme.

Die Blumen öffnen ihre Blütenköpfchen, die Vögel singen ihre Morgenlieder und die Bäume schütteln sich den Schlaf aus ihren Ästen. Kinder hüpfen fröhlich aus ihren Betten und freuen sich auf den neuen Tag. Die Wolken ziehen munter vorüber. Sie begeben sich frohgemut auf ihre lange Reise um die ganze Welt.

Die Menschen gehen ausgeschlafen ihren Geschäften nach. Und so vergehen die Stunden. Als der Tag vorüber ist und die Sonne sich langsam hinter dem Horizont zur Ruhe begibt, erlischt das Hell des Tages. Die Schatten werden länger. Die Dunkelheit bricht an. Der Himmel färbt sich nachtblau. Ein erster Stern leuchtet auf, es folgen ihm noch viele weitere. Zunächst erscheinen sie dem Auge winzig klein, doch langsam, wenn du richtig schaust, werden sie größer und größer, bis der ganze Himmel wie ein Netz aus Diamanten glitzert. Langsam schiebt sich der Mond durch all die leuchtenden Sterne und segelt allmählich im Himmelsblau weiter. Sein Licht fällt silbern, wie ein breiter Fächer, übers Land.

Märchen vom Mann im Mond und der Mondgöttin werden lebendig.

Von Mondschaukeln lässt es sich gut träumen und auf der Silberlichtstraße des Mondes fliegen. Sonne, Mond und Sterne erzählen die allerschönsten Geschichten.

☆ Ruhig bist du und ganz entspannt.
Warm, wohlig warm ist dir.
Du bist ein Glückskind,
geborgen und geschützt,
und träumst die schönsten Träume. ☆

Der Spiegel der Wolke

Auf der Erde beginnt einmal ein Tag Grau in Grau. Die Sonne hat sich müde in die Wolken verkrochen. Sie will sich ein wenig ausruhen vom vielen Scheinen.

Der ganze Himmel ist voller Wolken. Wolken in allen Formen: große und kleine, glatte und zerzauste. Gemächlich ziehen sie am Himmel dahin.

Einige der jüngeren Wolken sind vergnügt und zu allerlei Streichen aufgelegt. Sie spielen Verstecken, stubsen sich gegenseitig oder schieben sich vor ihre Wolkengeschwister. Dort haben sie den besten Blick auf die Erde.

Sie hocken im Kreis und schauen gebannt auf die Erde. Sie sehen etwas Riesengroßes, endlos Langes, Graues. Es scheint eine Mauer zu sein, die sich durch ein riesiges Land zieht, über Berg und Tal. So etwas haben sie noch nie gesehen. Sie rätseln, was es sein könnte. Eine helle Wolke, die sehr belesen ist, löst das Rätsel. Es ist die Chinesische Mauer. Eine Mauer, die Millionen Menschen bauten, aus großen, grauen Steinen, die nicht mehr zu zählen sind. Sie soll das Land schützen vor Feinden, Kugeln und Kanonen. Die Mauer ist für alle Ewigkeit gebaut. Doch eines Tages wird auch sie zerbrechen und zerfallen.

Die jungen Wolken sind vom Schauen und Staunen müde geworden und legen sich zur Ruhe. Die großen Wolken haben sich ausgeregnet. Das Regenwasser strömt auf die Erde, in die es schnell versinkt. So gedeiht die Natur aufs Prächtigste. Die Blumen sprießen kunterbunt aus der Erde und färben die grünen Wiesen aufs Schönste. Die Knospen öffnen sich zu wunderschönen Blüten. Alles grünt und blüht. Die Tiere auf den Weiden werden satt. Auf den Straßen haben sich große, glänzende Pfützen gebildet. Wie lauter Spiegel sehen sie aus. Eine wunderhübsche, weiße Wolke spiegelt sich – ein wenig eitel – in einer der Pfützen. Sie ist entzückt, wie hübsch sie ist, freut sich über ihre Schönheit und Anmut.

Wieder und wieder spiegelt sie sich, bis sie auf einmal die Balance verliert und aus dem Himmel fällt. Sie fällt und fällt. Es ist ein langer Weg vom Himmel zur Erde. Der Wind rauscht um sie herum und bestaunt das seltsame Geschehen.

Die Wolke landet auf einem Meeresstrand. Sanft fällt sie auf den weichen Sand. Hinter ihr sind Felsen, sie sind seit ewigen Zeiten hier aufgetürmt, mitten im goldgelben Sand. Sie lehnt sich an einen der Felsen. Die sind sehr erstaunt. Noch nie haben sie eine Wolke vom Himmel fallen sehen. Die Wolke ist noch etwas benommen von ihrer langen Reise, von ihrem Fall aus dem Himmel. Sie ruht sich aus, schließt die Augen und beginnt schon bald zu träumen.

Sie träumt von einem Winter. Dichter Schnee fällt aus den Wolken. Wie ein weißer Schleier weht er zart über die Erde, die er bald bedeckt. Schützend und wärmend liegt er dort. Eine große Ruhe liegt über allem. Die Natur schläft ihren Winterschlaf, und auch die Menschen scheinen friedlicher.

Die Wolke träumt, sie schneie über ein Bergdorf, das von hohen Bergen umgeben ist. Zwischen den Bergen glänzt es in den tiefen Schluchten. Kleine, eifrig sprudelnde Bäche eilen dem großen Fluss entgegen, der irgendwann das Meer erreichen wird.

Dort in den Bergen ist es sehr kalt und die Wolke fühlt, wie sie sich verwandelt. Sie wird zu Eiskristallen, die vom Wind getrieben werden. Sie landen vor einer Höhle, wo noch Schnee vom letzten Jahr liegt. Die Eiskristalle türmen sich zusammen mit dem Schnee zu kleinen Hügeln. Plötzlich weht ein kräftiger Wind aus der Höhle.

Dort hat er sich eine Weile ausgeruht, denn er hat im Winter immer furchtbar viel zu tun. Der Wind weht um den Schnee und die Eiskristalle, bis sie zu einem kleinen Hügel geformt sind. Er bläst weiter und aus dem Hügel schält sich plötzlich eine Figur heraus. Es ist eine Eisfee. Sieh nur genau hin, dann kannst du sie sehen. Die Eisfee funkelt und leuchtet so hell und wundersam, dass sie einem Zauberwesen gleicht.

Das Wunder spricht sich unter den Tieren der Berge bald herum. Sie besuchen sie, berichten von ihren Sorgen und Nöten und bekommen manch guten Rat. Sie beklagen sich über einen gefräßigen Bären, der sie oft jagt. Eines Tages nähert sich der Bär der Höhle. Er hat von der Schönheit der Eisfee gehört. Gefährlich brummend steht er vor der Höhle. Er will zeigen, dass er der Stärkste ist, vor dem sich alle fürchten. Doch die Eisfee zeigt keine Angst. Unbeweglich steht sie strahlend und leuchtend im Licht der Morgensonne. Der Bär wird von dem funkelnden Licht geblendet, das ihm wie die blinkenden Lanzen der Jäger erscheint. Erschreckt zieht er sich zurück. Er hat die Botschaft wohl verstanden. Von diesem Tag an wurden keine Tiere mehr von ihm gejagt.

Eines Tages, als der Frühling nahte, verschwindet die Eisfee auf Nimmerwiedersehen, doch das Märchen bleibt ewig in der Erinnerung.

☆ Wohlig warm ist dir,
du fühlst dich wohl.
Bist ruhig und entspannt,
ein Glückskind,
geborgen und beschützt. ☆

Die verborgenen Klänge

Aus dem Silbergrau des Himmels fallen die ersten Schneeflocken. Lautlos und federleicht wirbelt sie der Wind durch die Luft. Mit vielen anderen Schneeflocken bedecken sie die winterkahlen Büsche und Bäume. Bald sehen sie wie verzauberte Wesen aus Eiskönigs Welt aus. Aus einer Welt, in der manch Lebendiges erstarrt ist. Alles ist schneeweiß und eiskalt.

Selbst die Farben des Regenbogens sind erstarrt und haben ihre Leuchtkraft verloren. Es ist eine glitzernde und schimmernde, aber kalte Welt.

Eine Schneeflocke ist das alles leid. Sie sehnt sich nach Wärme und Farben. Sie fliegt auf einem Strahl der Wintersonne zurück zum Himmel. Dort klopft sie an die Glocke der Himmelspforte. Die klingt so schön, als seien alle Klänge der Welt darin verborgen. Die Schneeflocke befreit die verborgenen Klänge. Sie suchen sich ihren Weg in die Welt, hinab auf die Erde. Dort berührt jeder Klang eine schneeerstarrte Blume, einen Baum und einen Busch. Alles erwacht zu neuem Leben. Selbst die Farben leuchten wieder in all ihrer Schönheit. Die Büsche und Bäume stehen erwacht in schönster Frühlingsblüte. Auch die letzten Knospen wachen auf und öffnen sich zu zarten Blüten. Die Gräser richten sich, vom Eis befreit, wieder auf und wiegen sich im sanften Frühlingswind.

Der Regenbogen schwingt sich wie eine große Himmelsbrücke über das Land und seine leuchtenden Farben verzaubern alles.

Die erstarrte Erde reckt und streckt sich. Das Grün bricht aus ihr heraus und deckt das Land wie mit einem Teppich aus vielen grünen Farben zu. Die Welt ist wieder voller Licht und Leben.

Die Vögel singen lauthals ihre ersten Frühlingslieder. Die jungen Katzen kommen aus ihrem Versteck. Die Bienen suchen ersten Blütensaft und Schmetterlinge schütteln ihre bunten Flügel. Selbst der scheue Maulwurf streckt sein rosa Näschen aus der Erde.

Alles ist bunt und voller Leben. Die befreiten Klänge, die lange verborgen waren, schweben über dem Land und die Menschen träumen die schönsten Träume.

☆ Du bist ruhig und entspannt.
Wohlig warm ist dir.
Du fühlst dich wohl.
Du bist geborgen, geschützt, gewärmt.
Du bist ein Glückskind
und träumst die schönsten Träume. ☆

Der kleine Käfer

In einem alten Bauernhaus steht auf einem Tisch eine Vase mit herrlichen Wiesenblumen. Jede der Blumen hat ihre eigene Form und Farbe, ihren eigenen Geruch.

Die Blumen durften durchs ganze Zimmer. Es gibt feine Gerüche, liebliche, frische und herbe.

Riech mal, wie gut es duftet. Du atmest den Geruch tief ein. So, als wolle dich der Geruch ganz erfüllen.

Mitten im Blumenstrauß verbirgt sich eine verschlossene Knospe. So, als solle sie niemand sehen. Aber plötzlich fällt ein Sonnenstrahl mitten auf den Strauß. Und die Knospe öffnet sich, wie von Zauberhand, ganz langsam, bis sie zu einer wunderschönen Blüte geworden ist.

Die kleinen Staubgefäße inmitten der Blüte zittern noch ein wenig. Im Strauß raschelt es ein wenig. Ein kleiner Käfer krabbelt an einer Blume herauf. Es dauert eine Weile, bis er mit seinen winzigen Beinchen ein Blatt erreicht hat, auf das er sich erschöpft hinsetzt. Er ruht sich von seiner Wanderung aus. Es war ein langer Weg für kleine Käferbeine.

Das Blatt wiegt sich sanft hin und her, hin und her. Davon wird der Käfer schläfrig. Er schließt seine Augen und beginnt schon bald zu träumen. Auf einmal fällt er in die Blüte, in ihren Kelch hinein. Vor lauter Schreck schließt sie sich. Der kleine Käfer sitzt gefangen in der Blüte. Davon erwacht er und ist recht erschrocken. Nach einer Weile öffnet sich der Blütenkelch und der Käfer kann heraus. Doch seine Kräfte reichen dazu nicht mehr aus. Mit zartem Stimmchen ruft er um Hilfe. Eine Libelle hört ihn. Sie fliegt auf das Blatt, neigt sich

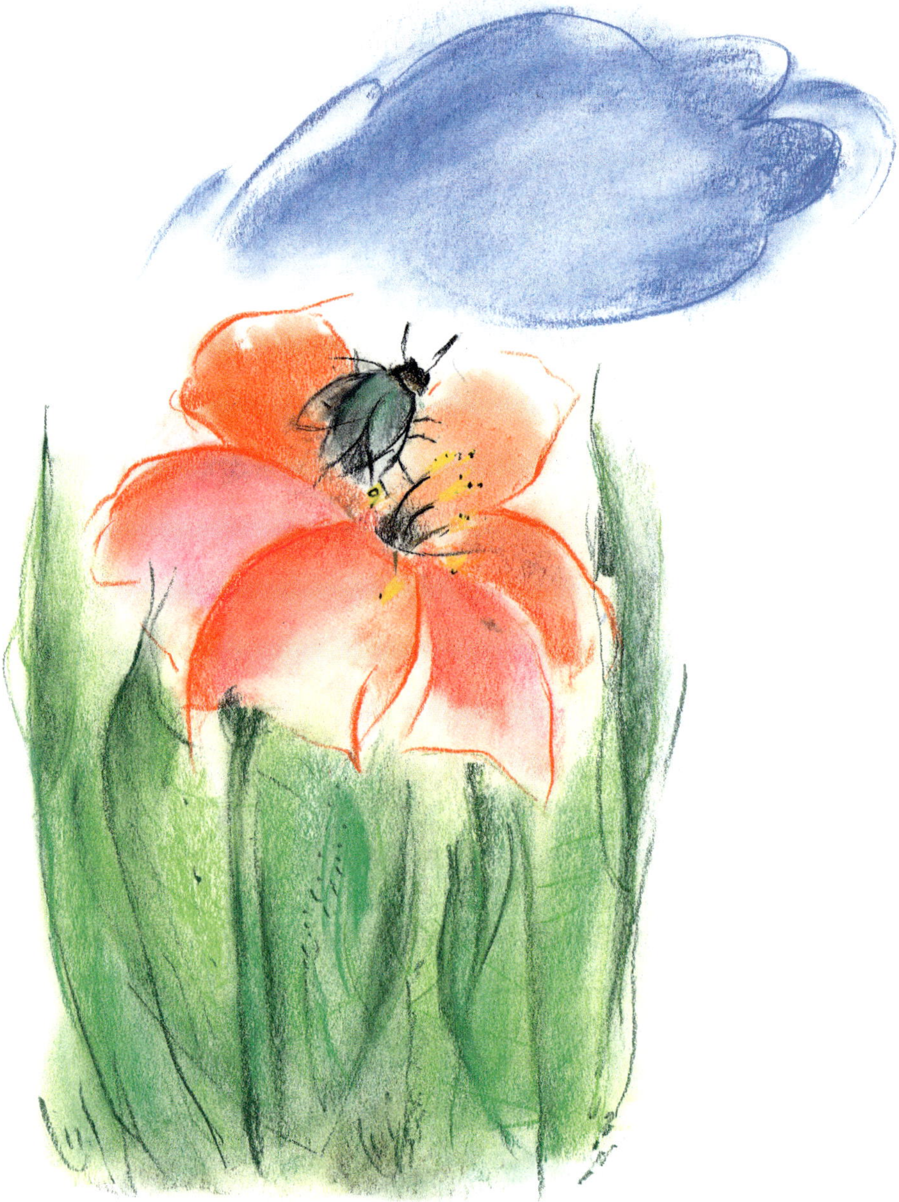

der Blüte zu und lädt den Käfer ein, sich auf ihren Rücken zu setzen. Mit letzter Kraft gelingt das dem Käfer. Die Libelle breitet ihre großen, wie Kristallglas schimmernden Flügel aus und hebt ab. Auf einer Wiese setzt sie den Käfer behutsam ab. Dort hockt er ganz erschöpft von seinem Abenteuer. Die Libelle winkt mit ihren Flügeln auf Wiedersehen und fliegt schwirrend davon.

Der Käfer sinkt ins sonnenwarme Gras. Müde ist er, so müde. Langsam schließt er seine Augen und beginnt bald zu träumen. Von alten und neuen Abenteuern.

☆ Du bist ganz ruhig und entspannt.
Du fühlst dich wohl.
Geborgen, geschützt, gewärmt,
bist du ein Glückskind
und träumst die schönsten Träume. ☆

Der Komet Silberschweif

Hoch oben in der Welt der Sterne herrscht große Unruhe. Die Sterne flüstern miteinander. Überall zischt und brodelt es. Selbst der Mond schaut finster drein. Was ist wohl geschehen?

Der Komet Silberschweif hat sein Kommen angesagt. Für die Reise in die Sternenwelt verlässt er seinen angestammten Platz am Himmel. Er will seine Verwandten, den Stern »Großer Bär« und die »Venus«, beide sehr bedeutende Sterne, besuchen. Die beiden haben Streit. Auf der Milchstraße mit ihren ungezählten großen und kleinen Sternen gibt es Probleme. Die Milchstraße leuchtet in klaren Nächten wie ein silbernes Band, das sich am Himmel entlangzieht. Im Verlauf der Zeit ist es dort zu eng geworden. Viele Sterne haben nicht mehr genügend Raum für sich und ihre Strahlen. Manch ein Stern fühlt sich so beengt, dass ihm die Luft zum Atmen fehlt, oder andere sind so eng umringt, dass sich ihr Licht versteckt.

Silberschweif will versuchen, das Problem zu lösen. Denn er weiß, dass unzufriedene Sterne die wohlgefügte Ordnung der Sternenwelt in Gefahr bringen können.

Als Silberschweif nach langer Reise die Sternenwelt erreicht, wird er und sein Gefolge, die kleinen Kometen, feierlich begrüßt. Die Sterne haben sich herausgeputzt, sie glänzen und strahlen, dass die Menschen auf der Erde verwundert zum Himmel schauen. Ihre Nächte sind erhellt. Das Hell erfüllt ihr Herz.

Einige jüngere Sterne haben einen Reigen eingeübt. Festlich gekleidet mit strahlendem Licht tanzen sie mit Anmut und Grazie. Ihre Festschleier sind aus dem feinstem Licht aller Himmelswelten gesponnen. Die Leier, ein sehr alter Stern, spielt zum Tanz auf. Die Klänge winden sich um alle Sterne.

Selbst der Mond hat seine mürrische Miene verloren und lacht von einem Ohr zum anderen. Auf der Erde sehen die Menschen erstaunt, wie er am Himmel hin und her schwingt. Sie fürchten, er könne aus dem Himmel fallen.

In der Sternenwelt geht das Fest weiter, bis alle müde geworden sind. Nach einer Weile wird der große Rat einberufen. Silberschweif übernimmt mit der Venus den Vorsitz. Alle Sterne sitzen im großen Rund.

Silberschweif beleuchtet das Problem der überbevölkerten Milchstraße von allen Seiten. Plötzlich hat er eine Idee. Er fasst mit beiden Händen in die Milchstraße hinein. Seine Hände sind prallgefüllt mit den allerkleinsten Sternen. Er wirft sie sanft im großen Bogen auf die Erde. Funkelnd und blitzend fallen sie wie Sternschnuppen durch das Blau der Nacht. Sie fallen und fallen so lange, bis sie auf der Erde angekommen sind. Auf ihrem Weg wurden sie in Glühwürmchen verwandelt, lauter kleine Glühwürmchen. Die bleiben an Büschen und in Bäumen hängen. Erholt von ihrer langen Reise leuchten sie dort voll Freude.

In warmen Sommernächten leuchten sie nun wie zauberhafte winzige Sterne. Ihr Licht fällt in manches Menschenherz und entzündet dort die schönsten Träume.

Auf der Milchstraße ist nun wieder Ruhe und Ordnung eingekehrt. Jeder Stern hat genügend Platz zum Leben und zum Leuchten.

☆ Wohl ist dir und warm.
Du bist ruhig und entspannt.
Bist ein Glückskind,
geborgen, geschützt, gewärmt. ☆

Der Zwergenrat

Am anderen Ende der Welt versteckt, liegt das Zwergenland. Dort leben die Zwerge ungestört von allem Weltgeschehen. Sie kümmern sich um das Wohl der Tiere und der Pflanzen. Die Zwerge können mit den Steinen sprechen, auch mit dem Mond und den Sternen, mit dem Wind und dem Regen. Die Elemente sind ihre Freunde. Sie teilen Freud und Leid mit allen Geschöpfen und Wesen.

Der kleinste aller Zwerge hat wieder einmal schlechte Laune. Ihn ärgert sein Kleinsein. Plötzlich hört er eine feine Stimme. Sie sagt zu ihm: »Ärgere dich nicht über dein Kleinsein. Besinn dich auf deinen Kopf und deine Gedanken. Hier bist du groß und stark.« Der Zwerg vernimmt erstaunt diese Botschaft.

Eines Tages ist großer Zwergenrat. Zur mitternächtlichen Stunde treffen sich alle Zwerge. Die Eule gibt den Beginn des Rates kund.

Das Zwergenland hat ein Problem, über das sich alle schon eine Weile den Kopf zerbrechen. Doch es fällt ihnen keine Lösung ein. Sie reden und reden, bis ihnen der Kopf fast raucht. Da setzt sich der kleine Zwerg unter einen Baum, dessen Blätter im Wind zart rauschen und gar köstlich duften.

Ganz ruhig und still sitzt der kleine Zwerg und fühlt, wie ihn eine große Ruhe durchströmt. Plötzlich fällt ihm die Lösung ein. Er weiß nun, wie das Problem im Zwergenland zu lösen ist. Er kehrt in den großen Rat zurück und erzählt von seinem Einfall. Große Freude und Erleichterung ist überall zu spüren. Der kleine Zwerg ist stolz auf seine klugen Gedanken. Er erinnert sich dankbar an die Botschaft.

Von diesem Tag an ist der kleine Zwerg ein geachtetes Mitglied des großen Zwergenrates und hat noch manchem klugen Gedanken zum Wohle anderer vertraut. Nie mehr störte ihn sein Kleinsein.

☆ Du fühlst dich wohl,
bist ruhig, entspannt und wohlig warm.
Geborgen, beschützt,
bist du ein Glückskind
mit den schönsten Träumen. ☆

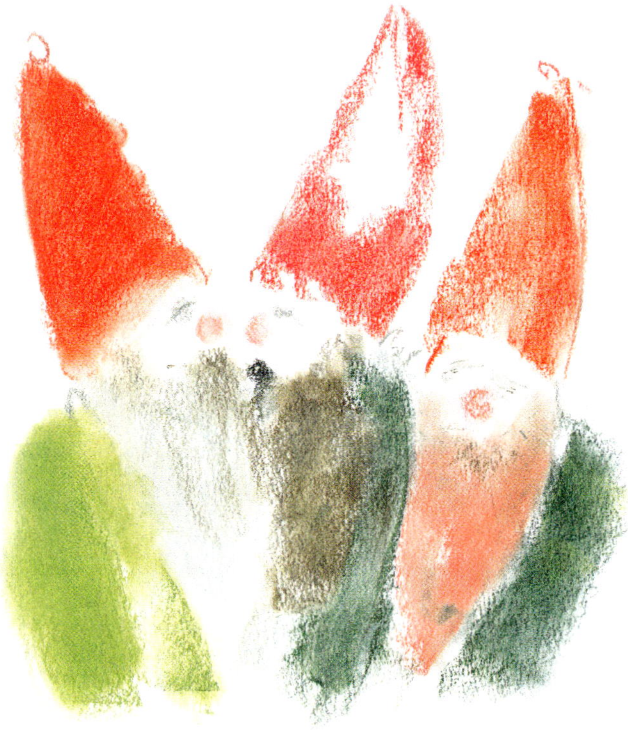

Das Känguru

In einem fernen Land, viele Wasser entfernt, leben Tiere aus vielen Familien einträchtig zusammen. Manche Tierfamilien haben einen langen, vornehmen Stammbaum. Ihre Vorfahren leben schon seit vielen tausend Jahren in dem Land, das Australien heißt. Es ist ein Erdteil, der wie eine riesengroße Insel inmitten des Meeres liegt.

Es gibt große und kleine Tiere, dicke und dünne. Unter all diesen Tieren lebt ein recht seltsames Tier. Es ist groß und kann auf seinen starken Hinterbeinen aufrecht stehen. Es hat ganz kleine Vorderpfoten, die es beim Rennen aber gut nutzen kann. Känguru nennt man es.

Es ärgert sich, dass es seine Jungen auf dem Rücken tragen muss. Das ist bei Wettrennen mit anderen Tieren oder auch bei Gefahr sehr hinderlich. Mit einem Jungen auf dem Rücken kann es einfach nicht so schnell laufen. Meist ist es ganz erschöpft, bei den Letzten aller Tiere.

Eines Tages ist ein junges Känguru bei einem Wettlauf vom Rücken der Mutter gefallen. Mit einem hohen Bogen fliegt es durch die Luft und rollt in einen kleinen Fluss. Mit erschreckten Augen hält es seinen Kopf hilfeflehend aus dem Wasser. Dort baden gerade Flusspferde, die erstaunt das Kängurukind beäugen, denn Kängurus baden nicht gerne im Fluss. Eines der Flusspferde erbarmt sich des kleinen Kängurus. Ganz vorsichtig schubst es mit seinem breiten Maul das Kleine aus dem Wasser, auf die Uferböschung, die dicht mit weichem Gras und Pflanzen bewachsen ist. Unversehrt liegt das Kängurujunge nun dort, müde und ganz erschöpft. Seine Mutter legt sich glücklich über den guten Ausgang des Sturzes an seine Seite und säugt es.

Aber sie weiß, so geht es nicht weiter mit dem Jungen auf dem Rücken. Sie bittet die Mondgöttin um Hilfe.

Und während sie eines Nachts die schönsten Träume träumt, geschieht etwas Wunderliches. Dem Tier wächst am Bauch ein großer Beutel aus weichem Fell. Dort werden die Jungen nach ihrer Geburt hineinschlüpfen. Es ist wie ein Nest, in dem sie geborgen, geschützt und gewärmt in Ruhe gedeihen können. Hier ruhen sie dicht und sicher am Herzen der Mutter. Ihr Herzschlag wirkt beruhigend auf die Kängurubabys. Aus dem Beutel heraus können sie die Welt ungestört betrachten. Droht Gefahr, schlüpfen sie geschwind tief in den Beutel hinein. Dort warten sie, bis alles wieder ruhig ist. Auch bei den Wettrennen ist die Kängurumutter nun ungestört. Das Kind sicher im Beutel verwahrt, so kann sie beinahe mit dem Wind um die Wette laufen.

Das Känguru ist über diese wundersame Verwandlung glücklich und zufrieden. Es kann jagen, laufen und über Stock und Stein springen. Es kann sich auch aufrecht auf seine starken Beine stellen und mit seinen kurzen Armen mit anderen Tieren boxen. Das tut es gern und oft, es ist für alle ein vergnügliches Spiel.

Das Junge aber lebt so lange im Beutel am Bauch seiner Mutter, bis es alt genug ist, um in der Welt allein zu bestehen. Sicher wird es noch manches Abenteuer erleben.

☆ Ruhig und entspannt bist du.
Wohlig warm ist dir
und du fühlst dich wohl.
Bist ein Glückskind,
geborgen und geschützt. ☆

Der Bär und der Schmetterling

Ein großer Bär wandert gemächlichen Schrittes durch einen Wald, von einem Ende zum anderen. Er sucht nach besonders saftigen Beeren und Blättern. Das Schönste wäre, er fände seine Leibspeise, süßen Honig.

Durch das lange Wandern wird der Bär müde. Er sinkt ins weiche Gras und streckt sich genüsslich aus. Er gähnt mit weit aufgerissenem Maul und brummt vor Wohlbehagen. Sein Brummen dringt durch den ganzen Wald. Bald ist der Bär ins Land der schönen Träume versunken. *Er schläft und sein ruhiges Atmen hebt und senkt seine Brust und seinen dicken Bauch.*

Ein bunter Schmetterling wird von dem weichen Bärenfell angelockt. Er setzt sich, gar nicht ängstlich, auf den Bauch des Bären.

Der Schmetterling wird beim Einatmen des Bären sanft nach oben gehoben und beim Ausatmen wieder nach unten gesenkt. Wie der Bauch des Bären, der sich beim Atmen hebt und senkt, wird der Schmetterling hoch gehoben und hinab gesenkt. Das macht ihn aufs Angenehmste müde.

Bald ist der Schmetterling eingeschlafen. Beide schlafen nun friedlich, der große Bär und der kleine Schmetterling, und sie träumen die schönsten Träume.

☆ Träume auch du weiter.
Fühl dich wohl.
Entspannt und ruhig, wohlig warm,
bist du geborgen und beschützt. ☆

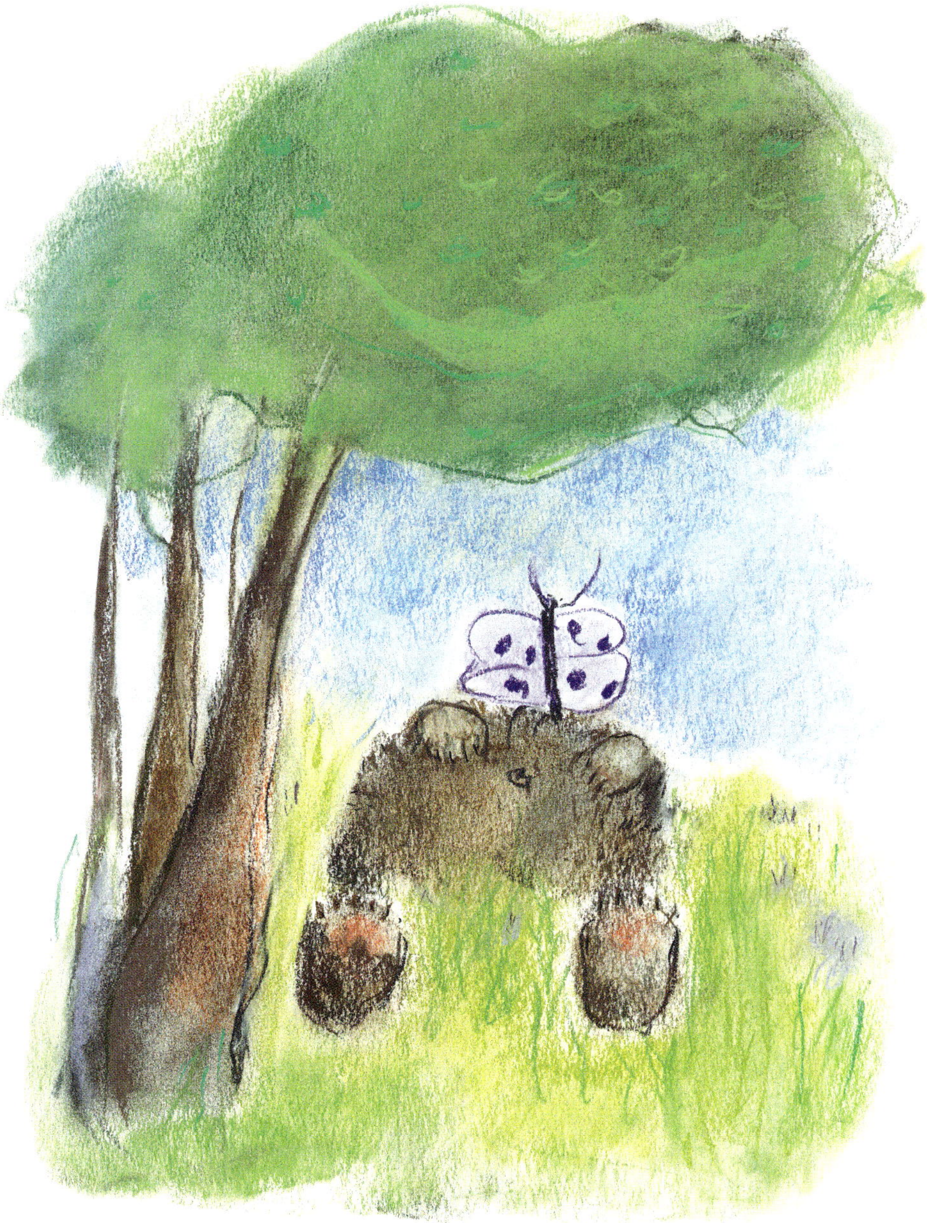

Der reisende Regentropfen

Ein Regentropfen lebt seit vielen Jahren mit seiner großen Familie am Himmel über Europa, dem alten Kontinent. Sie wohnen in einer grauen Wolke, die schon viele Jahre ihren angestammten Platz am Himmel hat.

Im Frühjahr und Herbst hat der Regentropfen viel Arbeit. Immer wieder muss er sich auf den Weg vom Himmel zur Erde machen. Weht einmal ein kräftiger Wind, wird er so durch die Luft gewirbelt, dass ihm fast der Atem stockt. Auf seinen Wegen ist er auch schon von hohen Bäumen gefallen und saß plötzlich auf der nassen Erde.

Auch in einen See ist er schon gefallen. So tief, dass er nichts mehr sehen konnte und sich fürchterlich erschreckte. Da hat er sich auf dem Rücken eines Fisches festgehalten und ist mit ihm hinauf ins Licht geschwommen.

Im Laufe seines langen Lebens hat er viel erlebt. Lass dir davon erzählen.

Nun will er auf Reisen gehen, um die ganze Welt. Eine Weltreise wäre schön, und so bittet der Regentropfen seinen Oheim, den Westwind, ihn mitzunehmen. Sicher und geborgen sitzt er auf seinen Schultern.

Über dem Nordmeer erreichen sie Grönland, die größte Insel der Welt. Von oben, auf dem Rücken des Westwindes, sieht unser Regentropfen kleine schwarze Punkte im Schnee der nördlichen Insel. Es sind große Herden von Rentieren, die dort ihr genügsames Leben leben.

Sie fliegen weiter nach Alaska mit seinen schneebedeckten Bergen. Hier ist dem Regentropfen zu kalt. Sie fliegen weiter nach Süden, nach Amerika. Doch die vielen hohen Häuser in den Städten und auch die vielen Menschen machen ihm eher Angst als Freude. Weiter fliegen sie über unermesslich große Wüsten. Doch hier ist es ihm zu heiß. Auch grault er sich in Afrika vor Löwen und Elefanten.

Sein Oheim, der Westwind, versucht es nun mit Australien, dem kleinsten Kontinent. Doch der ist dem Regentropfen zu weit, denn er liegt am anderen Ende der Welt.

In Südamerika fliegen sie über die höchsten Wasserfälle. Die Wassertropfen sprühen so hoch, dass sie den Regentropfen treffen. Der schüttelt sich. Nein, hier mag er auch nicht bleiben.

Dem Oheim wird es langsam leid, so um die ganze Welt zu reisen, den Regentropfen immer auf seinem Rücken. Der hat nun genug gesehen, er will nach Hause, zurück nach Europa, in seine Heimat, die ihm jetzt besonders gut gefällt. Mit einem herzlichen Dankeschön verabschiedet er sich von seinem Oheim, dem geduldigen Westwind.

Und wenn er nicht gestorben ist, dann lebt er wohl noch heute.

☆ Ruhig und entspannt bist du.
Wohlig warm ist dir,
du fühlst dich wohl.
Du bist ein Glückskind,
geborgen und geschützt. ☆

Das Kuckucksei

Es ist Frühling. Viele Vögel sind aus dem Süden, aus ihrem Winterquartier, zurückgekehrt. Emsig beginnen sie ihr Nest zu bauen. Ihre Arbeit macht Mühe und braucht viel Fleiß. Die kleinsten Ästchen wollen fein verknüpft werden, mit Federn, Laub und vielem mehr, bis endlich ein rundes Nest entstanden ist. Bald liegt das erste Ei im Nest und andere werden folgen. Die Vogeleltern sitzen dann, einer nach dem anderen, geduldig auf den Eiern, wärmen, hüten und beschützen sie. Dazwischen eilen sie, um Futter für sich zu holen, denn das Eierbrüten macht großen Hunger.

Eines Tages, sie waren wieder auf Nahrungssuche, legt ein Kuckuck unbemerkt sein Ei ins Nest. Er ist ein Faulpelz, der nie ein eigenes Nest baut.

Die Vogeleltern bemerken den Schwindel nicht. Geduldig sitzen und brüten sie, viele lange Tage. Eines Tages ist es so weit. Zart klopft es aus dem ersten Ei. Das Küken will ans Licht der Welt. Nach und nach schlüpfen alle Vogelkinder aus. Auch das Kuckuckskind. Es ist viel größer als die anderen und fällt auch durch seinen riesigen Hunger auf. Die Vogeleltern mühen sich, alle Kinder satt zu bekommen. Immer wieder verlassen sie das Nest und fliegen weit ins Land, um neue Leckerbissen aufzutreiben. Ewig sitzen die Vogelkinder mit weit aufgerissenen Schnäbeln, schreiend nach Nahrung.

Bald wagen sie die ersten Flugversuche. Sie flattern mit ihren kleinen Flügeln aufgeregt ums Nest und versuchen immer wieder auf dem Rand zu landen. Doch bald werden sie mutiger. Ihre Flüge werden weiter, dauern länger. Eines Tages sind sie so erfahren und erwachsen, dass sie den Eltern Lebewohl sagen.

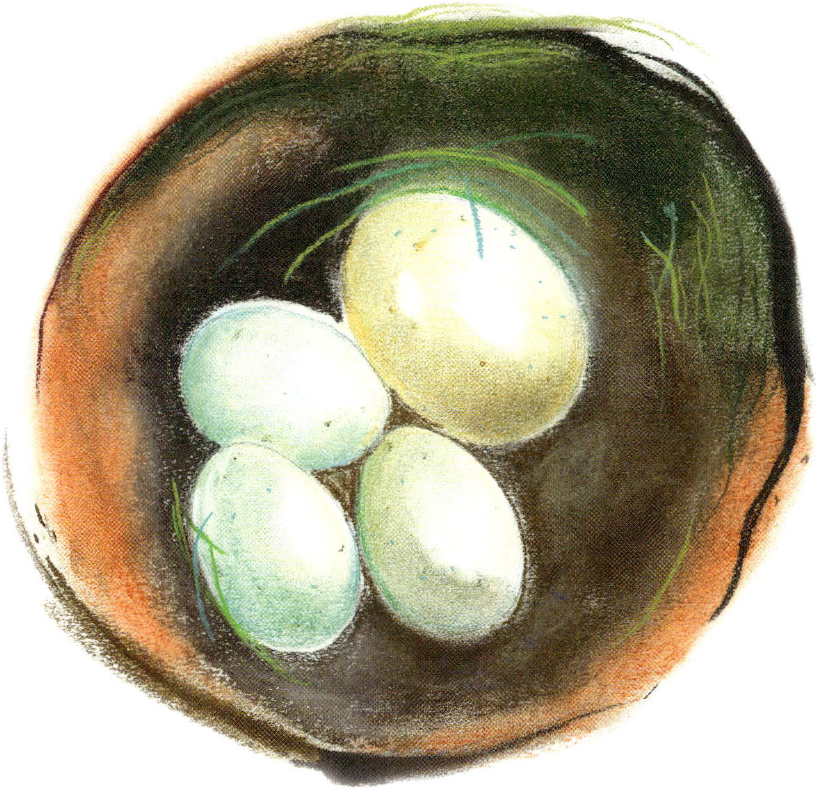

Nur das Kuckuckskind sitzt noch im Nest. Es ist so groß, dass es das ganze Nest ausfüllt. Unbeholfen wagt es erste Flugversuche. Doch erschöpft kehrt es zurück und sitzt faul und müde im Nest. Die Vogeleltern sehen ungeduldig zu. Sie haben ihre Elternpflicht getan und wollen bald auf die große Reise in den Süden gehen. Eines Nachts träumt das Kuckuckskind, es sei ein Adler, der König der Berge. Hoch oben, über den höchsten schneebedeckten Gipfeln fliegt es, bis zu den Wolken will es scheinen.

Das Kuckuckskind, das sich im Traum als Adler fühlte, schwingt sich am Morgen auf den Rand des Nestes und fliegt frei und ohne Angst. Heraus aus dem Nest, in dem es so lange hockte.

Höher fliegt der junge Kuckuck, immer höher und weiter. Bald kann er das Nest nicht mehr sehen. Er fühlt den Wind um seine Federn wehen und fühlt sich kuckuckswohl.

Das Nest hat er für immer verlassen, ohne Weh und Schmerz. Erwachsen ist er geworden. Er fliegt in die weite Welt, in große Wälder, in eine Welt der Stille.

Noch manches Abenteuer wird er bestehen.

☆ Ruhig bist du und ganz entspannt.
Du fühlst dich wohl.
Geborgen und geschützt
träumst du die schönsten Träume. ☆

Der Bär oder ein Vogel

Tief im dunklen Wald lebt ungestört der Bär. Voll Vergnügen streift er jeden Tag durch sein Revier, den großen Wald. Er sucht nach roten Beeren und dem wilden Honig, den er so liebt. Er ist sehr verfressen und wild auf den Honig, den zu finden gar nicht so einfach ist. Eines Tages, er hat schon längere Zeit keinen Honig mehr gefunden, hört er das Summen von Bienen. Um einen blühenden Baum schwirren viele, viele Bienen. Sie sammeln den Nektar der Blüten für ihre Königin. Die braucht Nahrung für ihre Kinder.

Der Bär sieht im Baum den dichten Bienenschwarm. Er weiß, dass in der Mitte der köstliche Honig versteckt ist. In seiner Gier klettert er den Stamm herauf und greift mit seiner dicken Tatze mitten in den Bienenschwarm hinein. Die Bienen erschrecken und werden böse über diesen frechen Eindringling. Sie fliegen auf mit bösem Gesumm. Einige der Bienen sind so böse über die Störung, dass sie dem Bär in die Tatze stechen. Der heult auf vor Schmerzen und klettert wie der Wind vom Baum herab. Er läuft zu seiner Höhle und wedelt dabei mit seiner Tatze, die vom Gift der Bienen ganz dick geworden ist. Als er so durch den Wald rennt und mit seiner Tatze wedelt, glauben die Tiere, die ihm begegnen, er grüße sie recht freundlich und grüßen ihn zurück. In seiner Höhle angekommen, ruht er sich eine Weile aus. Dann läuft er zum See, wo er sich seine Tatze im klaren Wasser kühlt. Bald sind die Schmerzen vergangen und die Tatze hat wieder ihre alte Größe.

Nun lauert er auf die Fische, die in der Wintersonne silbern aus dem Wasser springen. Geduldig sitzt der Bär auf den Steinen, die von der Sonne angenehm gewärmt sind. Er wartet auf besondere Leckerbissen. Auf die Lachse, die jedes Jahr hier vorüber ziehen. In großen Schwärmen schwimmen sie der Stelle zu, an der sie geboren wurden und an der sie nun ihre eigenen Eier ablegen. Aus diesen werden bald die kleinen Lachse schlüpfen. Der Bär wird satt vom roten Lachs, den er sich geschickt fängt. Danach liegt er müde im dichten Moos und träumt so vor sich hin.

Er träumt, er sei so leicht und ohne Erdenschwere, frei wie ein Vogel, der sich hoch in den Lüften bewegt. Ein großer Vogel will er sein, der mit ausgebreiteten Flügeln ruhig seine Kreise zieht. Hoch oben in der klaren Luft, in aller Freiheit und Lebensfreude.

Er will hoch fliegen, so hoch, als könne er an den Wolken kratzen. Wie eine Feder fliegt er und schwebt in der Luft. Ein Vogel, frei in der grenzenlosen Weite des Himmels.

Er will seine Freiheit leben, die sein Herz erfreut und seine Seele lächeln macht.

Der Bär erwacht aus seinem Traum und sieht, dass er kein Vogel ist. Da freut er sich an seiner Kraft und Stärke und wandert voll Vergnügen durch seinen Wald.

☆ Du bist ruhig und entspannt.
Wohlig warm ist dir.
Du fühlst dich wohl.
Du bist geborgen, geschützt, gewärmt.
Du bist ein Glückskind
und träumst die schönsten Träume. ☆

Das klingende Diamantenbäumchen

Über Nacht fällt der erste Frost wie ein wilder Kerl über das Land. Die Bäume stehen still und verlieren ihr sanftes Sommerwiegen. Die letzten Herbstblätter fallen starr und steif zur Erde. Dort liegen sie wie ein bunter Teppich.

In der Nacht des vollen Mondes ragen die Äste der Bäume kahl und dürr gegen den Himmel, so, als wollten sie ihre Nacktheit beklagen. Der Frost umhüllt sie mit einem Mantel aus glitzernden Eiskristallen. Das Land liegt im Mondlicht, erwartet den neuen Morgen. Als am frühen Morgen der Tag die Nacht vertrieben hat und die Sonne den Mond, tauen die Eiskristalle an Ästen, Blättern und Gräsern. Wie schimmernde Tropfen hängen sie nun im Morgenlicht, das sich in ihnen spiegelt. Auf einer schneebedeckten Wiese steht ein Bäumchen, ganz allein in der Morgensonne. An seinen dürren Ästen hängen die geschmolzenen Eiskristalle wie feine Diamanten. Sie funkeln und glitzern überaus prächtig. Das Bäumchen sonnt sich in seiner Pracht. Alle bestaunen seine Schönheit.

»Seht nur, wie es glänzt und schimmert, als sei es ein Diamantenbäumchen.« Und so bekommt es seinen Namen, Diamantenbäumchen.

Die wilden Schweine wagen nicht, sich an ihm zu reiben. Und auch der Hirsch mit seinem prächtigen Geweih stößt dieses lieber an anderen Bäumen, um sich vom Bast zu befreien.

Selbst der Wind wagt nicht mit voller Kraft zu blasen. Er haucht nur sanft über das Bäumchen, als wolle er es streicheln. Immer wieder weht er um das Bäumchen herum, sprachlos vor Bewunderung. Unter seinem behutsamen Wehen zittern die Tropfen des Diamantenbäumchens ein wenig. Ein helles Klirren ist zu hören. Die Klänge fliegen durch die Luft und bleiben wie zarte Schleier im Geäst der Bäume und Büsche hängen.

Hör mal, wie schön die Klänge klingen. Wie ein Elfenlied?

Ein Tropfen scheint am Ast des Diamantenbäumchens förmlich zu tanzen. Wenn du in den Tropfen hineinschaust, siehst du die Welt der Phantasie und aller Märchen darin widergespiegelt. Eine Welt voll Zauber, ohne Angst und ohne Grenzen. Die Phantasie, sie überwindet die Zeit, birgt alles Wissen, alle Geheimnisse in sich.

☆ Du bist so ruhig und entspannt,
geborgen, geschützt und auch gewärmt,
so kannst du die schönsten Träume träumen. ☆

Der Zaubervogel

Hinter allen Städten, Flüssen und Meeren liegt ein Wald, der schon so alt ist, dass das Holz der Bäume ganz versteinert ist. Die steinerne Rinde fühlt sich kühl an, so, als hätte nie ein Sonnenstrahl sie berührt. Unerschütterlich wirken die Bäume, als seien die Jahrhunderte spurlos an ihnen abgeglitten, wie Wasser von ihrer Rinde. Sie haben viele Zeiten erlebt, Zeiten großer Kälte und großer Hitze. Sie haben erlebt, wie aus Vulkanen heiße Lava ausgeströmt ist. So mörderisch heiß war sie, dass sie aus manchem Land alles Leben auslöschte. Aber die steinernen Bäume haben alles unbeschadet überlebt.

Tief in der Erde, unter mancher Wurzel der steinernen Bäume, liegen Riesentiere begraben. Als sie noch lebten, waren sie so groß, dass sie mühelos die Blätter von den Baumkronen fressen konnten. Diese Riesenechsen, Saurier, sahen aus wie Fabeltiere aus uralten Märchen und Mythen.

Sie hatten einen großen Leib mit einem langen Schwanz, auf den sie sich stützen konnten. Ihr Kopf war klein, wie ein Punkt saß er auf dem großen Leib. Sie waren friedlich und strichen würdevoll durch die Wälder. Wälder aus riesengroßen Farnen. Sie verschwanden wie die Riesenechsen eines Tages von der Erde. Keiner weiß warum.

Aber noch immer wachsen in unseren Wäldern Farne, nur viel kleiner als damals zur Zeit der Echsen. Auch kleine Verwandte der Echsen von damals gibt es noch heute. Sie leben auf Inseln, die wir Galapagos nennen.

In der Krone des höchsten Baumes im steinernen Wald liegt das Nest des Zaubervogels, vor aller Augen verborgen. Nur manchmal liegt auf der Erde unter dem Baum eine flaumweiche Feder.

Glückskinder finden manchmal eine solche Feder. Sie sehen damit mehr als nur mit den Augen. Sie können hinter die Dinge sehen und Weisheiten mit dem Herzen verstehen.

Der Zaubervogel ist anders als alle Vögel dieser Welt. In ihm ist die Klugheit vieler Jahrhunderte vereint. Er ist schlau wie ein Fuchs, stark wie ein Bär, klug wie ein Affe, flink wie ein Wiesel. Er hat das Gedächtnis eines Elefanten, die unergründliche Seele einer Katze, die Geduld der Schlange und die Schnelligkeit eines Leoparden und noch vieles mehr. Er ist eben ein Zaubervogel.

In einer Nacht, als der Mond wie eine silberne Sichel im Nachtblau des Himmels hängt, sitzt der Zaubervogel in seinem Nest. Er breitet seine Flügel aus und schwingt sich mit einem gewaltigen Rauschen in die Luft. Er fliegt auf der Silberlichtstraße des Mondes hinauf zu den Sternen. Er fliegt zu seinem Lieblingsstern. Es ist ein besonderer Stern. Sein Licht hat eine magische Kraft. Sie fließt in mancher Nacht bis hin zur Erde. Der Zaubervogel grüßt den Stern und erzählt die neuesten Geschichten.

Ist der Mond wieder kugelrund, feiert er mit den Sternen manch schönes Fest. In wolkenlosen Nächten schwimmt der Stern silbern zwischen den Sternen. Sein Licht dringt dann in jedes Zimmer auf der Erde. Besonders gerne scheint er in Kinderzimmer. Er kennt bald jedes Kind und weiß, welches Kind satt und zufrieden in seinem Bett die schönsten Träume träumt. Er kennt glückliche und unglückliche Kinder auf der Welt. Besonders zugetan ist er kranken Kindern. Jenen schickt er seine hellsten Strahlen in ihr Zimmer. Aber seine Kräfte sind beschränkt. So vertraut er dem Zaubervogel seine Sorgen an. Dieser kennt die Kraft des besonderen Sterns. Der Zaubervogel holt sich nun etwas von der Kraft des Sterns und bringt sie einem kranken Kind, das nun gut genesen kann. Für ein anderes Kind holt er Energie, damit es in der Schule keinen Ärger bekommt. Selbstbewusst-

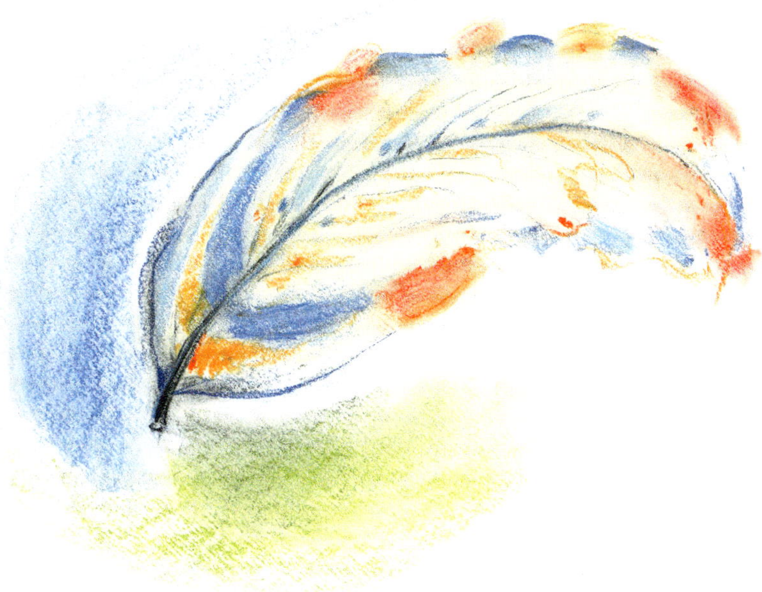

sein holt er für ein Kind, das sich nicht traut und darunter leidet. Für ein weiteres Kind holt er Liebe, die es braucht, um zu überleben. Lebensfreude holt er für Kinder, deren Seelen manchmal düster sind.

Und so findet der Zaubervogel für viele Kinder das, was ihnen hilft, ihr Leben besser zu gestalten.

Für kalte Herzen findet er Wärme, die hilft, die Herzen aufzutauen. Er gibt Kinderträumen das Wissen, dass sie ihrer eigenen Kraft und Stärke und auch der Liebe vertrauen können. Das sind große Schätze, die sie immer nutzen können und die nie zu Ende gehen.

»Der Glaube versetzt Berge«, das steht schon im Buch aller Bücher, seit mehr als zweitausend Jahren.

☆ Ruhig, warm und ganz entspannt
kannst du die schönsten Träume träumen.
Ein Glückskind, geborgen und beschützt.
Es fühlt sich wohl. ☆

Die verzauberten Buckelsteine

In einem fernen Land, es könnte Afrika sein, liegen in der weiten Buschlandschaft kleine, bucklige Hügel. Wie verstreute große Buckelsteine sehen sie aus.

Als der Vollmond im tausendsten Zauberjahr den ersten Stein mit silbernen Strahlen berührt, fängt dieser an, sich zu bewegen. Er reckt und streckt sich und erhebt sich dann.

Wenn du genau hinschaust, siehst du, dass der große, graue Buckelstein in Wirklichkeit ein Elefant ist. Groß und grau steht er auf seinen mächtigen Beinen. Vor vielen hundert Jahren wurde er durch einen Zauber verwandelt. Der erste silberne Mondstrahl des tausendsten Jahr hat ihn erlöst. Der Elefant gähnt mit weit aufgerissenem Maul. Wie große Lanzen ragen die weißen Elefantenzähne in die Luft. Gemächlich bewegt sich der Elefant auf seinen säulenhaften Beinen durch das Buschland. Die Erde zittert unter ihm. Manche Tiere rennen erschreckt davon. Doch der Elefant ist friedlich. Es beginnt ein neues Leben für den entzauberten Elefant.

Auf seinem Weg durch das Buschland kommt er zu Riesenbäumen, den Baobabs. Ihre Blätter schmecken ihm besonders gut. Während er die Blätter genüsslich verspeist, zittert hinter ihm die Erde. Alle großen, grauen Buckelsteine bewegen sich. Einer nach dem anderen erhebt, reckt und streckt sich. Auch sie sind alle wieder Elefanten, vom Zauber erlöst. Sie schütteln ihre großen Ohren, schnauben kräftig durch ihren langen Rüssel und machen sich im Mondlicht auf den Weg.

An einem Schlammloch treffen sich alle Tiere. Das Wasserloch im trockenen Buschland ist lebensnotwendig und friedlich teilen sich die Tiere das rare Wasser. Es wird der Treffpunkt aller Elefanten, die einmal Buckelsteine waren und lange Jahre unbeweglich und still im Steppengras gelegen haben. In dieser Zeit dachten sie über das Leben nach, das oft wie ein Geheimnis scheint. Sie machten sich Gedanken über Gott und die Welt. Sie grübelten, warum der Himmel so hoch und das Meer so tief waren, wohin die Wolken fliegen und der Wind hinstürmt, warum die Blumen duften und die Vögel singen.

Sie fragten sich, warum die Menschen jagen und ohne Not die Tiere schießen. Warum die Menschen sich oft hassen, anstatt sich zu lieben. Über all das dachten sie in den vielen Jahren, als sie noch groß und grau und alte Buckelsteine waren, nach.

Jetzt als Elefanten gehen ihre Gedanken wieder schlafen. Sie denken über frisches Gras und Wasser nach und wie sie ohne Sorgen mit ihren Kindern leben können. Wie eine Fanfare klingt ihr freudiges Trompeten. So laut, dass schlafende Affen von den Bäumen fallen und die Antilopen wie der Wind davonjagen.

Jagen die Elefanten durch das Buschland, erzittert die Luft und die Erde bebt. Sie sind so schnell, dass das Auge kaum folgen kann. Sie laufen in ihre Zukunft, hinter ihnen liegt die Vergangenheit. Zeit ist dort im alten Land wie ein einziger Tropfen im großen Meer.

☆ Wohlig warm ist dir.
Du fühlst dich wohl.
Geborgen und beschützt
bist du ein Glückskind
und träumst die schönsten Träume. ☆

Der befreite Schmetterling

Im alten Maulbeerbaum raschelt es. Es sind die vielen Seidenraupen, die sich dort an den saftig-grünen Blättern satt fressen. Sie haben unbändigen Hunger. Sind sie endlich satt geworden, legen sie sich hin, um ihre Eier abzulegen. Die Seidenraupen spinnen allerfeinste Seidenfäden um sich herum. Nach einiger Zeit hat sich eine Hülle, ein Kokon, gebildet. In dem ruht sicher und warm das Seidenraupenbaby, nachdem es aus dem Ei geschlüpft ist. Wie Früchte hängen die hellen Seidenhüllen an den Ästen. Früchte, die auf ihre Reife warten. Und eines Tages ist es so weit. In den Hüllen, den Seidenraupenkokons, regt und bewegt es sich. Die Raupenbabys schälen sich aus der engen Hülle heraus. Sie haben sich von einer Raupe zu einem wunderschönen Schmetterling verwandelt. Befreit öffnen sie ihre zarten Flügel, die gläsern in der Sonne schimmern. Die ausgebreiteten Flügel zittern noch ein wenig. Ein leichter Wind hilft beim ersten Flug in die neue Freiheit. Der Schmetterling, der einmal eine Raupe war, fliegt fröhlich in die weite Welt.

Der erste Flug führt über den Maulbeerbaum, der alten Heimat aller Seidenraupenkinder. Der Weg geht weiter über grüne Wiesen, schimmernde Bäche und Flüsse. Viele Dörfer und Städte überfliegt der Schmetterling. Über hohe Berge und tiefe Täler fliegt er, neugierig auf die Welt und sein Leben.

Als er eines Tages ein wenig auf einer hübschen Wiesenblume ausruht, fühlt er sich plötzlich gefangen. Ein Kind mit einem Schmetterlingsnetz hat ihn eingefangen. Eng ist es darin, sehr eng und unbehaglich. Der Schmetterling bekommt Angst. Ist seine neue Freiheit schon zu Ende? Er schaut das Kind mit seinen winzigen, schwarzen

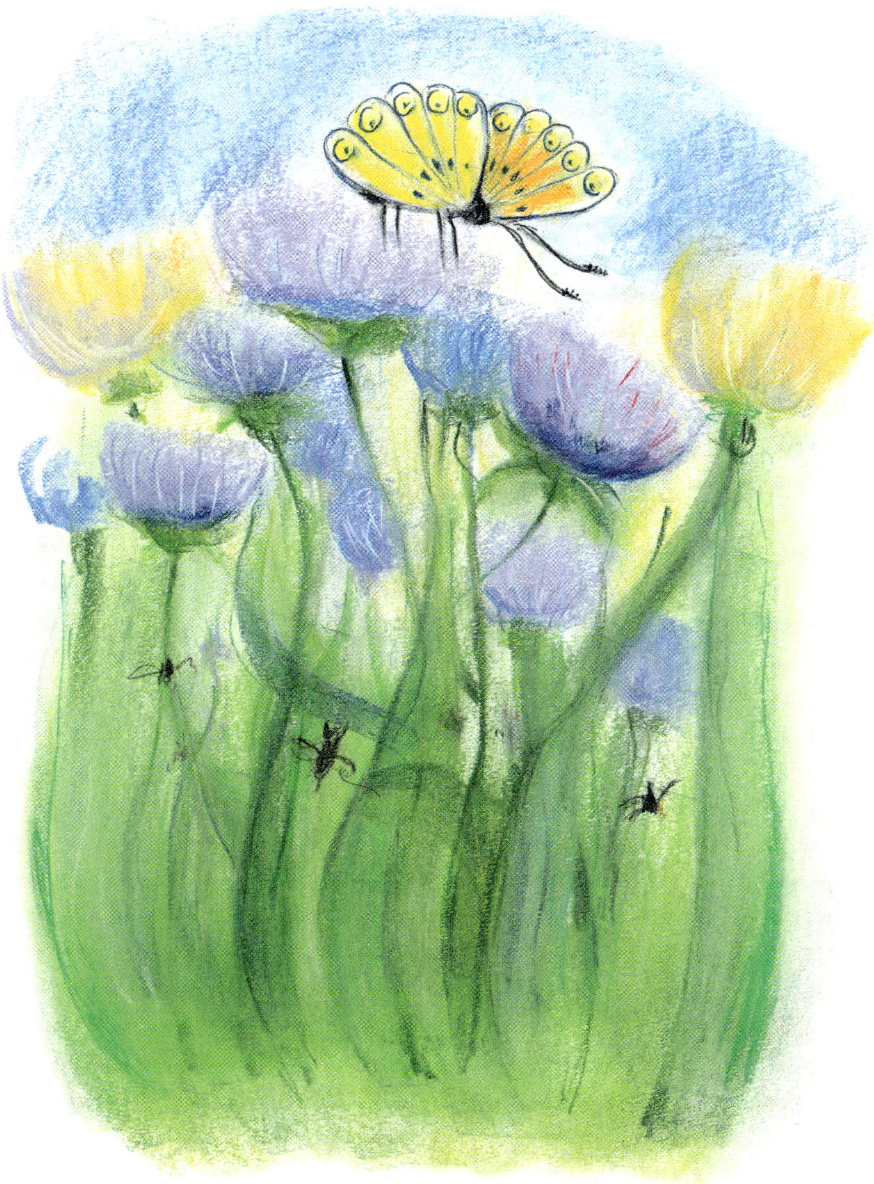

Knopfaugen an. Er versucht, seine bunten Flügel zu schwingen. Die Sonne lässt die Farben so leuchten, dass das Kind von dieser Schönheit berührt wird. Es sieht aber auch die Angst, sein Flehen. Es dreht das Netz um und der Schmetterling kann sich befreien. Ein wenig benommen schüttelt er sich und seine Flügel. Doch dann erhebt er sich mit einem Schwung in die Lüfte, in seine wiedergeschenkte Freiheit.

Das Kind freut sich mit ihm, auch über die Schönheit und Anmut des Schmetterlings. Das Kind fühlt sich wohl und läuft vergnügt über die Sommerwiese. Über ihm schwebt der Schmetterling und dem Kind will scheinen, als winke der Schmetterling ihm mit seinen Flügeln zu.

Der Schmetterling wird noch manches Abenteuer bestehen, und am Ende seines Lebens kann er viel erzählen.

☆ Du fühlst dich wohl.
Bist ruhig und entspannt.
Du bist ein Glückskind,
geborgen und beschützt. ☆

Das Leuchtkäferchen

Nachts, wenn alle Wolken auf ihrer Reise um die Welt geflogen sind, kannst du am Himmel bei klarem Wetter die Milchstraße sehen. Sie funkelt wie ein leuchtendes Band aus abermillionen Sternen im nachtblauen Himmel. Ist die Nacht klar und wolkenlos, schimmert die Milchstraße wie ein riesiges Diamantendiadem am Himmel.

Immer wieder putzt Petrus die Milchstraße blank. Dabei fällt der Silberstaub der Sterne auf die Erde herab.

Eines Nachts schaut ein Kind aus dem Fenster und sieht, wie der schimmernde Silberstaub durch das Dunkel der Nacht herabrieselt. Auf der Erde aber verlöscht das Gefunkel. Das Kind wünscht sich, ein wenig Silberstaub in seinen Händen aufzufangen.

Es bittet die Phantasie um Hilfe.

Und siehe da, eines Nachts, als wieder der Silberstaub der Sterne schimmernd zur Erde rieselt und das Kind seine geöffneten Hände emporhält, fällt etwas Leuchtend-Schimmerndes hinein. Es ist ein Leuchtkäferchen, das in der Kinderhand leuchtet. Als das Kind wieder schlafen geht, setzt es das Leuchtkäferchen glücklich auf ein Pflanzenblatt. Dort leuchtet und schimmert es gar prächtig.

In warmen Sommernächten leuchtet sein helles Licht wie Silberstaub der Sterne.

☆ Du bist ruhig und entspannt.
Wohlig warm ist dir.
Du fühlst dich wohl.
Du bist geborgen, geschützt, gewärmt.
Du bist ein Glückskind
und träumst die schönsten Träume. ☆

Die Nebelhexen

Silberne Tage und goldene Nächte entfernt von hier gibt es einen wundersamen Wald. Dort geschehen zuweilen gar seltsame Dinge. Bäume unterhalten sich, Steine singen und Bäche hüpfen aus ihrem Bett. Hasen tanzen, Vögel schweben, ohne ihre Flügel zu bewegen, durch die Luft.

Schmetterlinge spielen in der Luft Ringelreihen und Füchse schlagen Purzelbäume. Hoch über dem Wald lacht der Mann im Mond über all die merkwürdigen Dinge im wundersamen Wald.

Eines Tages passiert etwas Seltsames. Der Mond hat sich gerade gerundet und hängt wie eine gelbe Scheibe im Blau der Nacht. Die Sterne wiegen sich leicht hin und her, so als tanzten sie nach unhörbarer Musik. Sternenmusik, die nur Glückskinder hören können. Auf einer Waldwiese, die von hohen Bäumen und von dichten Büschen umgeben ist, wehen plötzlich Nebel wie Schleier über die Wiese. Sie scheinen nach märchenhaften Klängen zu tanzen. Schaust du genau hin, erkennst du, dass es kein Nebel ist. Es sind die Nebelhexen, die dort tanzen. Sie feiern bei Vollmond ihr Fest, mit Mondscheinwein und Sternenplätzchen. Immer fröhlicher wird ihr Tanz. Du kannst ihr Lachen hören und auch die Musik, die wie aus fernen Welten scheint.

Die Nebelhexen treffen sich nach dem Tanz an der uralten Eiche, deren dicker Stamm fast wie ein kleines Haus wirkt. Die Nebelhexen beschließen, dass Kinder mit viel Phantasie, Glückskinder, an ihren Festen teilnehmen dürfen, um mit ihnen zusammen zu tanzen und fröhlich zu sein. Dann wollen sie auch die uralten Märchen erzählen, die sie von der Mondgöttin erfahren haben.

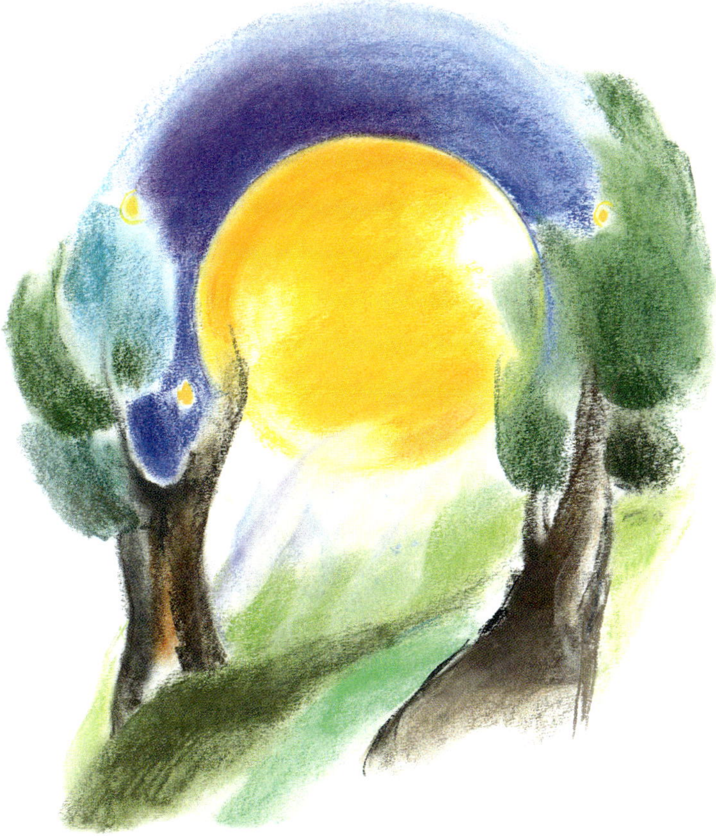

Die Nebelhexen lassen die klingenden Steine ertönen. Die Klänge werden vom Rauschen der Bäche und dem Jubilieren der Vögel begleitet. Der Wind und sein großer Bruder, der Sturm, fallen in den Chor mit ein. Ein mächtiges Brausen erfüllt die Luft. Die Nebelhexen schwingen sich darauf und werden auf die andere Seite des Mondes hinweg getragen. Dorthin, wo die Märchen und Wunder zu Hause sind.

☆ Du fühlst dich wohl.
Bist ruhig und entspannt.
Wohlig warm ist dir,
du fühlst dich wohl
und träumst die schönsten Träume. ☆

Der eingesperrte Gedanke

Ein Gedanke war es leid, immer nur im Kopf eingesperrt zu bleiben. Eines Tages beschließt er, sich zu befreien und seiner eigenen Wege zu gehen.

Er beginnt eine weite Reise, von der er das Ende selbst nicht kennt. Bald kommt er zu einem großen Haus mit vielen Fenstern, hinter denen er kleine, gebeugte Köpfe erblickt. Es ist eine Schule. Viele Kinder sitzen hier, die Lesen, Schreiben und auch Rechnen lernen. Sie hören von anderen Ländern, Kontinenten und Menschen. Sie sitzen über ihren schlauen Büchern und lernen, bis ihnen der Kopf schwer wird. Die Lehrer versuchen unermüdlich, in den Kinderköpfen schlaue Gedanken zu wecken.

Unserem Gedanken gefällt es hier nicht recht. Er fliegt weiter und kommt zu einem schönen, alten Haus. Es steht schon lange hier an seinem Platz, wacht über den Ort. Es ist das Rathaus der Stadt mit seiner bewegten Geschichte. Aber auch hier scheinen ihm zu viele Gedanken in den Köpfen eingesperrt zu sein. Also fliegt er weiter.

Im nächsten Ort ist ein Platz voll schöner Bäume. Hier ist ein Laden mit einer blauen Tür. Bücher über Bücher stehen in den Regalen und Schränken, liegen auf Tischen und im Schaufenster. Wie viele Gedanken sind wohl in all den Büchern versammelt? Ihm wird bei dieser Vorstellung fast schwindlig. In allen Sprachen der Welt sind hier schlaue Gedanken in Gedichten, Geschichten und Märchen vereint. Aber auch von hier flieht unser Gedanke.

Auf seiner Reise trifft er eines Tages ein Kind. Es sitzt an einem Bachufer zwischen bunten Blumen. Es sitzt ganz versunken da, still und geduldig bewegen sich seine Gedanken im Kopf. Es denkt über sein Leben, seine Katze und sein Kaninchen nach.

Das Kind scheint glücklich, mit sich und der Welt zufrieden. Ein Lächeln verschönt sein Gesicht. Ein Lächeln, das tief aus seinem Herzen zu kommen scheint.

Hier gefällt es dem Gedanken. Er gesellt sich zu den anderen Gedanken des Kindes und fühlt sich bald ganz zu Hause.

Der befreite Gedanke ist am Ende seines Weges. Er hat seinen Platz gefunden. Es ist ein Platz, an dem er glücklich und zufrieden ist.

☆ Ruhig, warm und ganz entspannt
bist du ein Glückskind,
geborgen und geschützt,
und träumst die schönsten Träume. ☆

Marienkäfers Traum

Ein Marienkäfer lebt vergnügt so vor sich hin. Es ist ein ganz besonderer Marienkäfer, der sich über sein schönes Kleid, mit den weißen Punkten im leuchtenden Rot, sehr freut.

Doch eines Tages wird er mürrisch, hat schlechte Laune, ist unzufrieden mit sich selbst. Sein Kleinsein stört ihn, auch dass er so leicht ist, dass selbst ein kleines Lüftchen ihn wegzupusten vermag. Das macht den Marienkäfer wütend, denn er wünscht sich, groß und stark zu sein.

Als er wieder einmal vom Wind getragen auf einer Reise ist, hat er einen Traum. Er träumt, er sei ein Nilpferd im tiefsten Afrika. Es ist groß und stark und wird von vielen wegen seiner Kraft und Stärke gefürchtet. Niemand wagt es, sich mit ihm zu streiten. Und so lebt es ungestört im Fluss, der gemächlich durchs Land fließt.

Das Nilpferd liebt den kühlen Schlamm auf dem Grund des Flusses, in dem es sich vergnüglich wälzen kann. Wenn das Nilpferd schwimmt, dann sitzen kleine Vögel auf seinem Rücken und fressen die Fliegen von der dicken Haut. Das macht sie zu guten Freunden.

Eines Tages juckt einem Krokodil die dicke Haut, es will sich mit dem Nilpferd streiten. Doch das reißt sein Maul weit auf, brüllt aus Leibeskräften und pflügt durchs Wasser, das aufspritzt, als koche es. Das Krokodil erschrickt und grollend taucht es unter.

Das Nilpferd freut sich über seine Kraft und Stärke. Tonnenschwer stapft es mit seinen dicken Beinen durch den Ufersand. Schwerfällig wankt es seines Weges.

Eines Tages aber wird es mürrisch und hat schlechte Laune. Seine Schwere, sein Gewicht ist ihm lästig. Es sehnt sich danach, ganz leicht und beweglich zu sein. Am liebsten würde es gern fliegen, leicht und hochgetragen vom Wind.

Da erwacht der Marienkäfer aus seinem Traum. Er erkennt, dass jedes Wesen auf der Erde seine eigene Gestalt hat, von Gott gegeben.

Von Stund an war er zufrieden und froh, ein Marienkäfer zu sein.

☆ Ruhig und entspannt bist du.
Warm und wohl ist dir.
Du bist ein Glückskind,
geborgen und beschützt,
und träumst die schönsten Träume. ☆

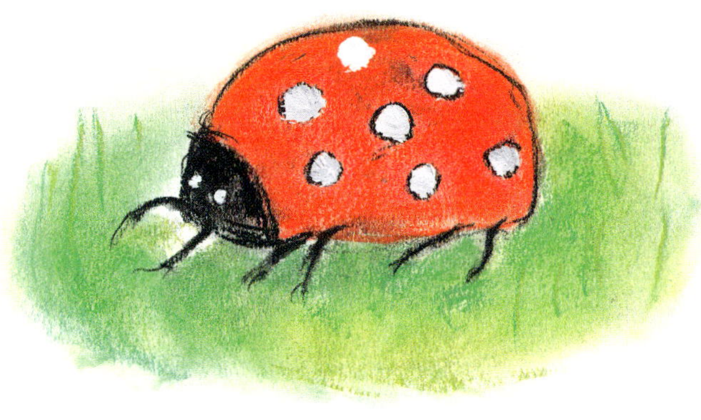

Das kleine Kamel

Ein Wüstenkamel lebt seit vielen Jahren in einem Zirkus. Es muss jeden Tag nach Musik tanzen. Aber das Kamel mag nicht mehr tanzen. Es hat es satt, auf Kommando zu tanzen und sich zu drehen und zu drehen. Schwindlig wird ihm davon und die Welt zieht im Kreis an ihm vorüber. Es weiß sich keinen Rat, den Zirkus zu verlassen.

Da bittet es die Phantasie um Hilfe. Die hat auch bald eine gute Idee. In einer Stadt lebt ein Kind bei seiner Großmutter. Doch die ist alt und kann nicht mit dem Kind über Wiesen springen, durch die Wälder laufen, Beeren pflücken und Kastanien sammeln. Sie ist sehr lieb, trotzdem fühlt sich das Kind manches Mal recht traurig.

Die Phantasie erzählt dem Kamel die Geschichte. Sie verwandelt es – und ihm ist's recht – in ein kleines Spielkamel. Selten legt das Kind sein kleines Kamel aus dem Arm. Kuschelig ist es mit seinem seidenweichen Fell. Alle Wünsche und Träume, alles, was sein kleines Herz bewegt, vertraut das Kind seinem Kamel an. Mit großer Geduld hört es zu. Nie ist es müde, immer ist es für das Kind ganz da. Für viele Jahre ist es sein bester Freund. Mit ihm kann es springen und laufen, wohin es will, das kleine Kamel ist immer an seiner Seite. Glücklich und zufrieden leben sie, das Kind und das kleine Kamel, das schon lange vergessen hat, dass es einst im Zirkus tanzte.

☆ Du bist ein Glückskind
und träumst die schönsten Träume. ☆

Adventszeit

Es ist Adventszeit. Die Zeit vor dem Weihnachtsfest. Eine Zeit, die ein wenig stiller wirkt, anders als sonst im Jahr. Auch die Menschen scheinen freundlich und froh und voller Erwartung.

Der erste Schnee ist gefallen. Die Welt wirkt ein wenig verzaubert. Manch Hässliches ist unter dem Schnee verborgen. Selbst die Schritte werden leiser. Zorn und Ärger sind vergessen, versteckt hinter der Freude auf das Weihnachtsfest, auf das sich nicht nur die Kinder freuen.

Es lohnt, in dieser Zeit den weißen Winterwald zu besuchen. Ein Glückskind macht sich auf den Weg.

Die Sonne versinkt langsam blutrot am Horizont. Es sieht aus, als würden Engel den roten Sonnenballon von der Erde hinweg ziehen. Allmählich wird es dunkel, die Schatten werden länger.

Der Weg führt in den Wald, der winterweiß gar nicht dunkel wirkt. Die Schritte knirschen im Schnee. Die Bäume haben weiße Hauben auf, manchmal knacken ihre Äste.

Das Glückskind läuft ohne Angst auf weißen Wegen. Es sieht viel in dieser Nacht, *schau nur mit ihm hin*.

Plötzlich tritt ein Reh aus dem dichten Unterholz hervor. Ohne Angst nähert es sich dem Glückskind. Das Kind versteht die Sprache des Rehs, das ihm eine zauberhafte Geschichte erzählt. Von einem Reh, das einmal ein Prinz war. Der lebte in einem Land voller Märchen und Sagen. Der Prinz sollte eines Tages eine Prinzessin freien, doch er fand sie dumm und eitel. Er verschmähte die Heirat. Die Königinmutter war darüber sehr erbost. Da sie im Geheimen über Zauberkräfte verfügte, verwandelte sie den Prinzen in ein Reh und verbannte es tief in einen Wald. Der Prinz lebte friedlich und freundlich unter den Tieren des Waldes als ein wunderhübsches Reh.

Seine Verzauberung konnte nur gelöst werden, wenn ihm ein Glückskind begegnet. Doch er konnte wählen, ein Prinz zu sein oder ein Reh zu bleiben. Das Glückskind erkennt in dem Reh, das es auf seinem Weg begleitet, den verzauberten Prinzen.

Beide gehen auf den weißen Waldwegen weiter. Still ist es dort, alles wirkt so friedlich. Plötzlich geschieht etwas Seltsames. Von weitem strahlt ein helles Licht. Das Kind geht dem Licht entgegen, das Reh an seiner Seite.

Das Licht durchdringt alles Dunkel, so hell und strahlend leuchtet es. Wie ein Zauber wirkt dieses märchenhafte Licht.

Das Kind sieht einen großen Stern über der Spitze einer hohen Tanne. Er ist es, der so leuchtet und strahlt und alles überglänzt. Von dem Stern geht eine Kraft und Energie aus, die tausendmal alles Dunkel durchdringt. Diese Energie erfüllt nun auch das Kind, es fühlt die Kraft, auf die es unerschütterlich vertrauen kann.

Es ist ein ganz besonderer Stern. Dem Kind fallen die Weihnachtsgeschichten ein. Die Geschichte vom Stern von Betlehem. Das Kind freut sich auf das Weihnachtsfest und geht getrost von dannen.

☆ Du bist ruhig und entspannt.
Wohlig warm ist dir.
Du fühlst dich wohl.
Du bist geborgen, geschützt, gewärmt.
Du bist ein Glückskind
und träumst die schönsten Träume. ☆

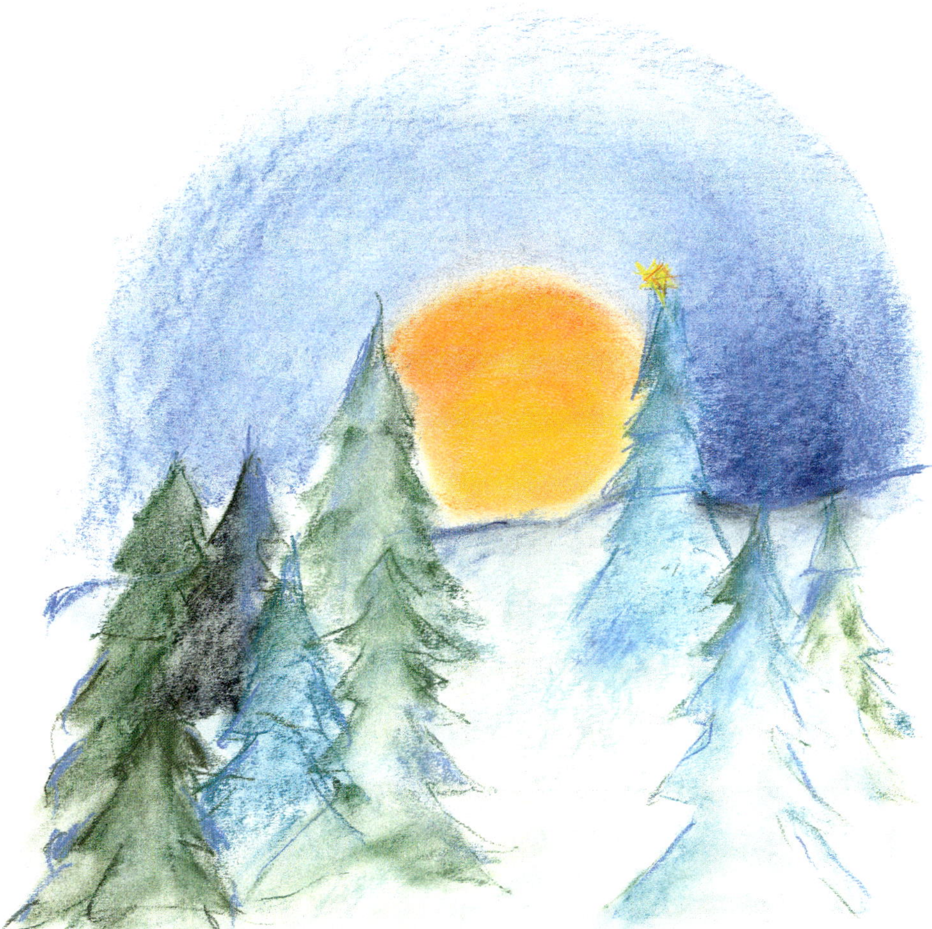

Der Berg des Zorns

In einem Land, das sich weit und flach bis zum Horizont erstreckt, leben seit vielen, vielen Jahren Menschen in bunt gewebten Zelten mit einem schwarzen Dach. Es hat oben eine Öffnung, aus der die meiste Zeit Rauch, der wie eine weiße Fahne aussieht, herausdringt.

In dem Zelt ist eine Feuerstelle, auf der die Speisen zubereitet werden. Und in kalten Tagen verbreitet sie eine wohlige Wärme.

Diese Menschen, man nennt sie auch Nomaden, wandern mit ihren Herden zu immer neuen Futterplätzen. Sie suchen sich immer wieder einen neuen Ort, an dem sie ihre Zelte aufschlagen. Sie sind mit ihrem Leben glücklich und zufrieden.

Ihre Kinder hüten all die vielen Tiere der Herden. Eines Tages hütet ein Kind seine friedlich grasende Herde. Aber das Kind selbst ist gar nicht friedlich. Es hat sich über alle Maßen geärgert und fühlt Wut und Zorn in sich. Die Wut grollt in seinem Bauch und in seinem Herzen.

Da nimmt das Kind einen Stein von der Erde und wirft ihn, so weit es kann, ins weite Land hinein. Dem Kind will scheinen, als hätte es seinen Ärger mit hinweg geworfen. Es fühlt sich auf einmal sehr erleichtert und wie befreit von allem.

Noch voll Erstaunen erzählt es des Abends am Lagerfeuer den anderen von seinem Erlebnis. Die wundern sich nicht wenig. Aber von diesem Tag an werfen sie und anderen Menschen, die voll Wut und Zorn sind, dort einen Stein. Viele Steine sind es mit der Zeit, und so wächst ein Hügel dort aus Steinen.

Mit den Jahren wächst der Hügel zu einem kleinen Berg. Das

spricht sich herum. Von Nah und Fern kommen Menschen, werfen ihren Stein und verlassen erleichtert diesen Ort.

Und so wächst der Berg, er wird höher und höher. Bis aus dem kleinen Berg ein richtig hoher Berg geworden ist. Er ist so hoch, dass auf seiner Spitze der Schnee hängen bleibt und als ewiger Schnee dort leuchtet. Wie ein heilsames Licht, den Menschen und Tieren zur Freude.

So wurde aus dem Berg des Zornes ein Berg der Freude.

☆ Du fühlst dich wohl,
bist ruhig und entspannt,
geborgen, beschützt und gewärmt
kannst du die schönsten Träume träumen. ☆

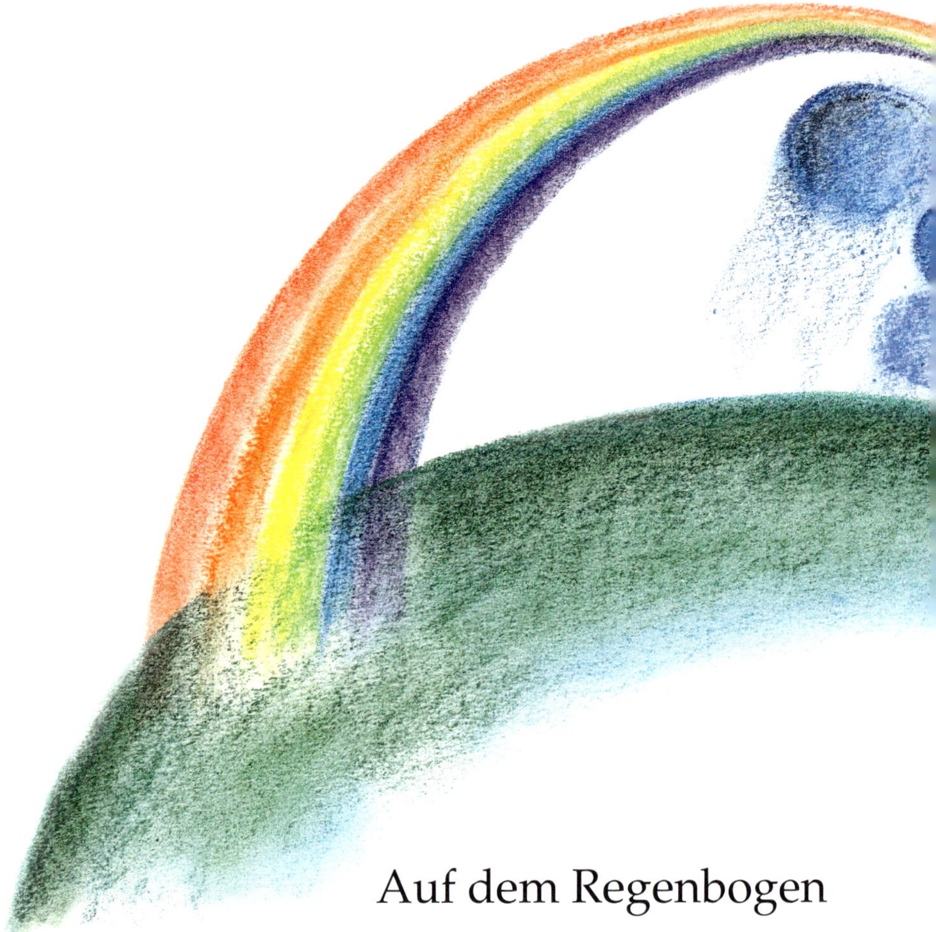

Auf dem Regenbogen

Eines schönen Tages jagen die dunklen Wolken sturmgeschwind am Himmel vorüber. Die Sonne hat sich hinter den Wolken versteckt. Es ist ihr nicht nach Scheinen zumute, denn es regnet heute. Eine kleine Wolke mag nicht mehr mit den anderen am Himmel jagen. Sie trödelt langsam hinter diesen her. Und so wird ein kleines Stück Himmelsblau sichtbar. Das lockt die Sonne, geschwind kommt sie hinter den grauen Wolken hervor und breitet ihre Strahlen am ganzen Himmel aus.

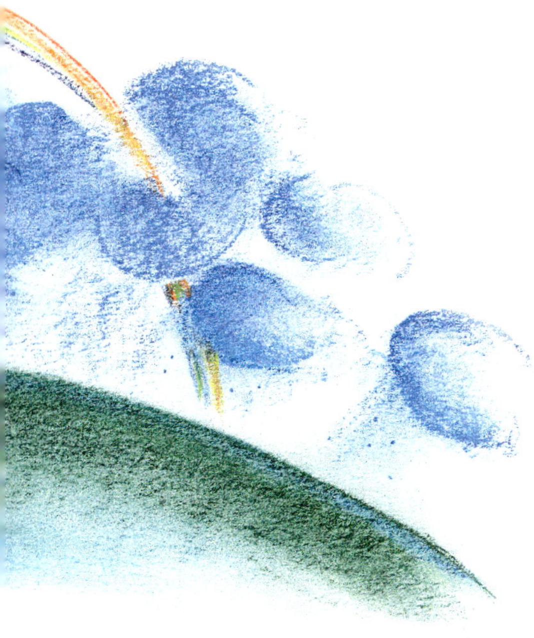

Spielen die dunklen Wolken, der Regen und die Sonne zusammen am Himmel, entsteht ein Regenbogen. Wie eine große, bunte Himmelsbrücke wölbt er sich übers Land.

Die Farben des Regenbogens leuchten in der klaren Luft so schön, dass sich selbst die Vögel verwundert ihre Augen reiben.

Glückskinder können auf dem Regenbogen wie auf einer Rutschbahn fröhlich rutschen.

Auf den Flügeln der Phantasie fliegt das Glückskind zum höchsten Punkt des Regenbogens. Dort kann es wählen, auf welcher Farbe es rutschen will. Rot, Orange, Gelb, Grün, Blau und Lila, jede dieser Farben hat eine eigene Schönheit, eine eigene Kraft.

Das Rot, Orange und auch das Gelb machen munter, froh und fröhlich. Das Grün ist heilsam und tut dem Auge gut. Das Blau beruhigt Geist und Seele, und das Lila macht ruhig, still, ein wenig feierlich.

Und so sucht sich das Glückskind die Farbe, die es mag. Es genießt ihre Schönheit, Kraft und Stärke.

☆ Ein Glückskind, beschützt und auch gewärmt,
träumt die schönsten Träume,
ist ruhig und entspannt.
Es fühlt sich wohl. ☆

Die Zauberhöhle

Hinter den sieben Bergen und den sieben Meeren bewacht der Riese Timpetu eine Höhle. Sie birgt ein Geheimnis. Vor aller Augen verborgen steht seit anno dazumal dort eine Kiste. Sie ist mit vielen Schlössern verschlossen. Keiner hat sie bisher gesehen und ihr Geheimnis gelüftet.

Eines Tages ist zu hören, dass der Riese Timpetu das Geheimnis lösen will. Alle Tiere machen sich auf den Weg zur Höhle. Erwartungsvoll warten sie auf den Riesen. Von weitem schon hören sie die festen Schritte von Timpetu. Bald hat dieser die Höhle erreicht. Ächzend und stöhnend schleppt er die Kiste aus der Höhle heraus, hinein ins Tageslicht. Erleichtert stellt er sie in die Sonne, die jeden Morgen den Mond besiegt.

Behutsam öffnet der Riese mit seinen Riesenkräften die uralten Schlösser, die wie dunkles Gold erscheinen. Er hebt den knarrenden Deckel von der Kiste. Seine Augen sind fast geblendet von dem, was dort liegt. Es sind die schönsten Farben vom Regenbogen, die dort von einem Zauberer vor langer Zeit versteckt wurden. Nie hat jemand solch schöne Farben gesehen.

Timpetu und die geduldig ausharrenden Tiere sehen das leuchtende Rot, Orange und auch das Gelb. Sie sehen das klare Blau, das sanfte Grün und das feine Violett.

Strahlend und leuchtend sind die Farben im Licht der Sonne. Die befreiten Farben schweben durch die Luft und fliegen zur Freude der Menschen in alle Welt hinaus. Die Farben des Regenbogens vertreiben die Traurigkeit aus ihren Herzen und ihre Seelen freuen sich.

Glückskinder sehen und hören besonders fein. Sie können hören, dass jede Farbe ihren eigenen, unverwechselbaren Klang hat. Manchmal hell und manchmal dunkel. Zusammen erklingen sie wie ein Lied, das Lied der Farben.

☆ Ein Glückskind träumt die schönsten Träume.
Es fühlt sich wohl, ist ruhig und entspannt,
geborgen, geschützt, gewärmt. ☆

Weitere Veröffentlichungen von Else Müller

Du spürst unter deinen Füßen das Gras. Autogenes Training in Phantasie- und Märchenreisen. Vorlesegeschichten, Fischer Taschenbuch Verlag, Frankfurt am Main (1983), 19. Auflage 1998
dazu: Tonkassette und CD, Kösel, München 1995

Bewusster leben durch Autogenes Training und richtiges Atmen. Übungsanleitungen zu Autogenem Training, Atemtraining und meditative Übungen durch gelenkte Phantasien, Rowohlt Taschenbuch Verlag, Reinbek 1983

Hilfe gegen Schulstress. Übungsanleitungen zu Autogenem Training, Atemgymnastik und Meditation. Übungen zum Abbau von Aggressionen, Wut und Spannung für Kinder und Jugendliche, Rowohlt Taschenbuch Verlag, Reinbek 1984

Auf der Silberlichtstraße des Mondes. Autogenes Training mit Märchen zum Entspannen und Träumen, Fischer Taschenbuch Verlag, Frankfurt am Main (1985), 16. Auflage 1998
dazu: Tonkassette und CD, Kösel, München 1995

Du fühlst die Wunder nur in dir. Autogenes Training und Meditation in Alltagsbetrachtungen, Aphorismen und Haikus, Fischer Taschenbuch Verlag, Frankfurt am Main (1989), 2. Auflage 1993

Wege in der Wintersonne. Autogenes Training in Reiseimpressionen, Fischer Taschenbuch Verlag, Frankfurt am Main 1993

Träumen auf der Mondschaukel. Autogenes Training mit Märchen und Gute-Nacht-Geschichten, Kösel, München (1993), 11. Auflage 1997
dazu: Tonkassette und CD, Kösel, München 1994

Die kleine Wolke. Autogenes Training mit Märchen und Gute-Nacht-Geschichten. Tonkassette und CD, Kösel, München 1994

Inseln der Ruhe. Ein neuer Weg zum Autogenen Training, Kösel, München (1994), 4. Auflage 1996
dazu: Tonkassette, Kösel, München 1994

Der Klang der Bilder. Phantasiereisen mit Klangschalen, Kösel, München 1996
dazu: Tonkassette und CD, Kösel, München 1996

Mit dem Mondlicht um die Wette. Phantastisches Laufen auf der Stelle, Kösel, München 1997
dazu: Tonkassette und CD, Kösel, München 1997

Duft der Orangen. Phantastische Reisen zu den fünf Sinnen, Kösel, München 1998
dazu: Tonkassette und CD, Kösel, München 1999

Wenn die Kraniche ostwärts ziehen. Haiku-Meditation und Kreatives Schreiben, Kösel, München 1999

Kleine Kostbarkeiten zum Entspannen & Träumen. Die schönsten Phantasie- und Märchenreisen mit Musik. CD, Kösel, München 2000